하나씩 하루에 하하하 하자!

시니어를 위한

하하하 시리즈 04

퍼즐 & 색칠북

학창시절편

시대인

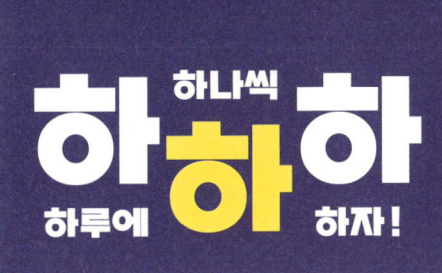

사용설명서

1 색칠하기

어떤 그림인지 확인해보세요.
옛날 추억을 회상해보세요.
원하는 대로 색칠하여 나만의 그림을 만들어보아요.
그림과 똑같이 색칠해도 좋아요.

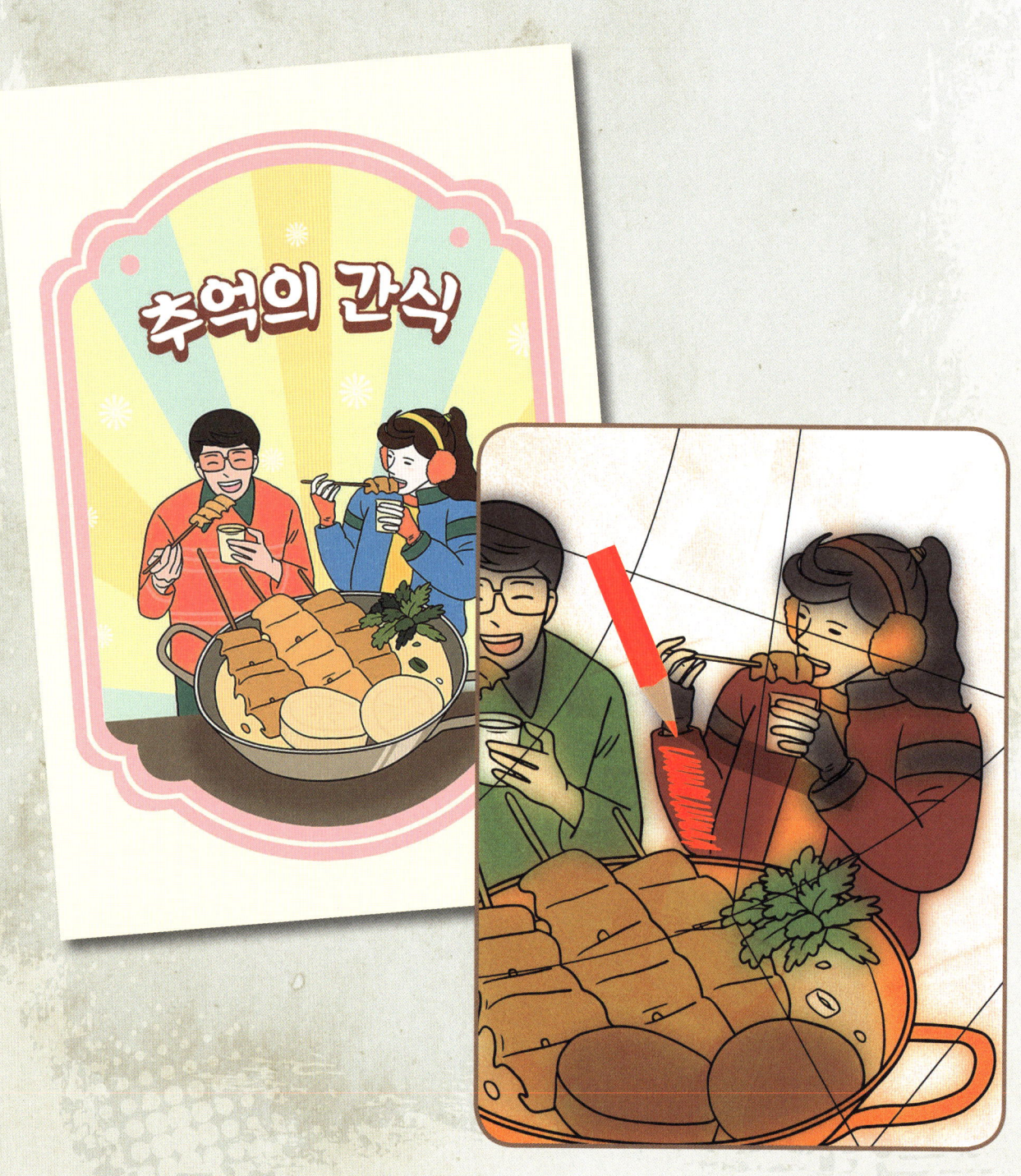

2 퍼즐 완성하기

색칠한 그림을 그어진 선을 따라 잘라주세요.
선을 따라 자른 그림을 퍼즐판에 알맞은 모양에 맞게 붙여
나만의 퍼즐을 완성해보아요.
퍼즐 판 옆 절취선을 잘라 사용하고 그림을 보관할 수 있어요.

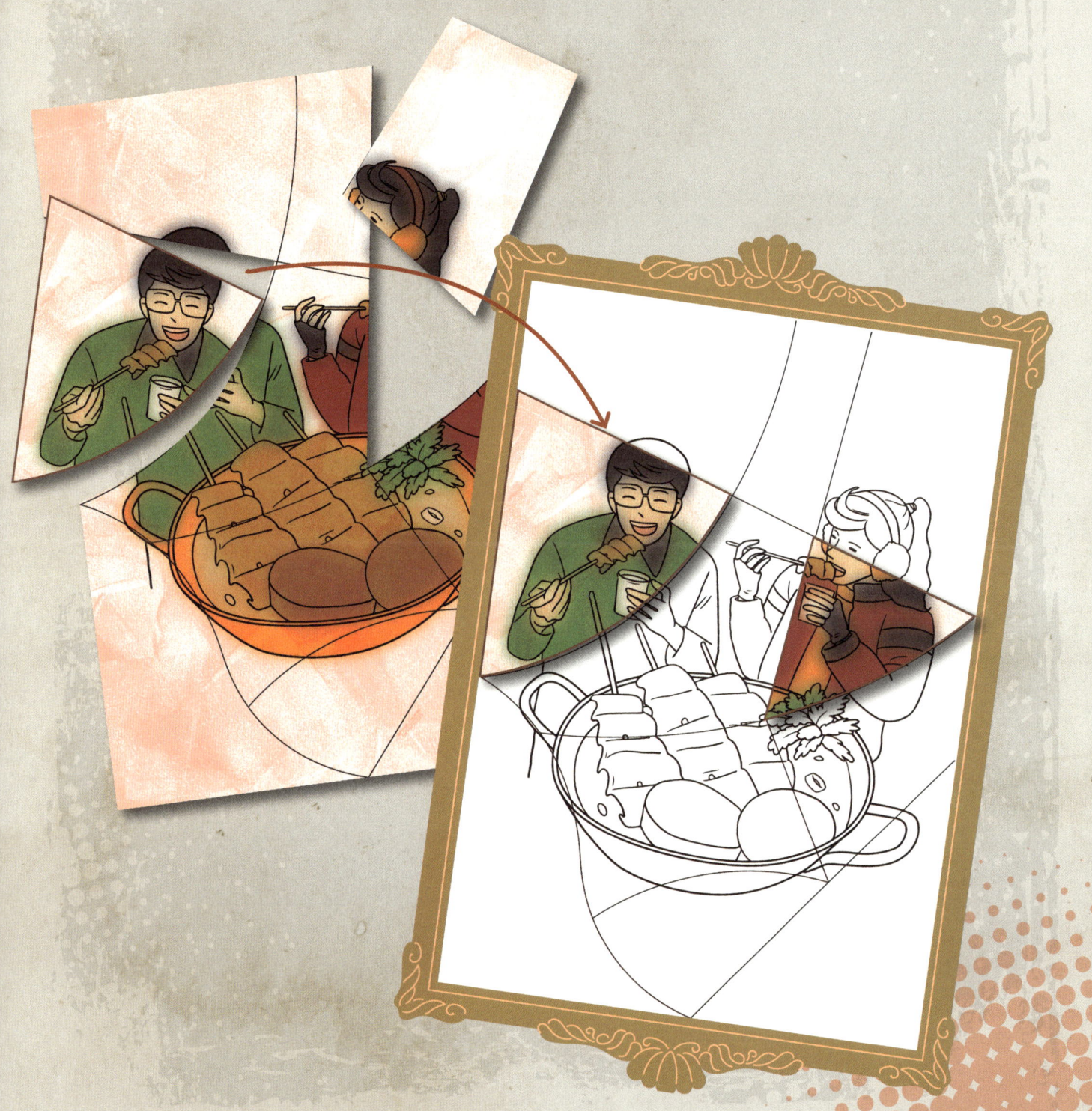

추억여행

붕어빵

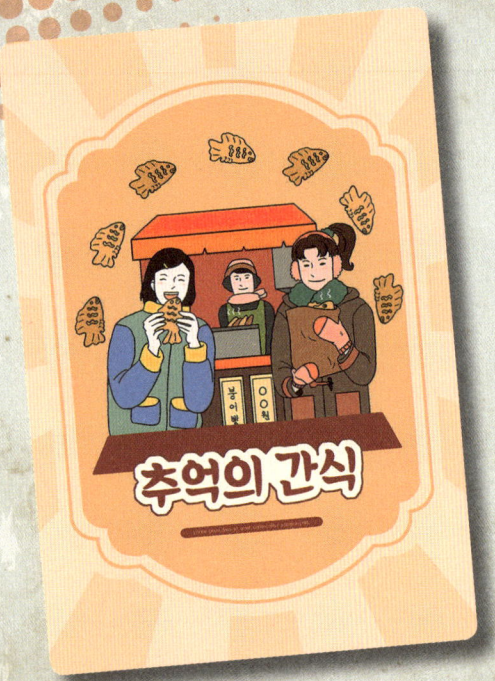

붕어빵은 겨울의 대표적인 간식이죠. 붕어빵 마차가 길에 생기기 시작하면 겨울이 다가왔다는 걸 느낄 수 있어요. 붕어빵, 잉어빵에 팥소, 슈크림, 피자, 고구마, 치즈 등 맛도 점점 다양해지고 있어요. 붕어빵과 비슷한 풀빵과 국화빵도 있죠. 길거리를 지나가다 냄새의 유혹에 못 이겨 한 봉지 사 먹었던 기억, 있으신가요?

호떡

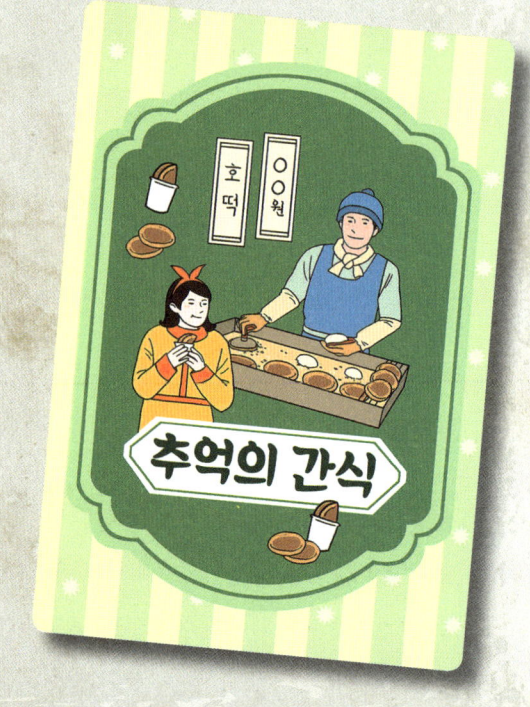

군침을 당기는 기름 냄새를 따라가다 보면 호떡이 나와요. 사장님이 호떡을 만드는 걸 보고 있으면 어찌나 잘 만드시는지 감탄하게 돼요. 갓 만든 호떡은 자칫 잘못하면 꿀이 흘러나와 너무 뜨거워요. 길에서 사 먹던 추억을 떠올리며 집에서 만들어 먹으면 그 맛이 안 나와요. 호떡을 처음 먹던 날, 기억나시나요?

어묵

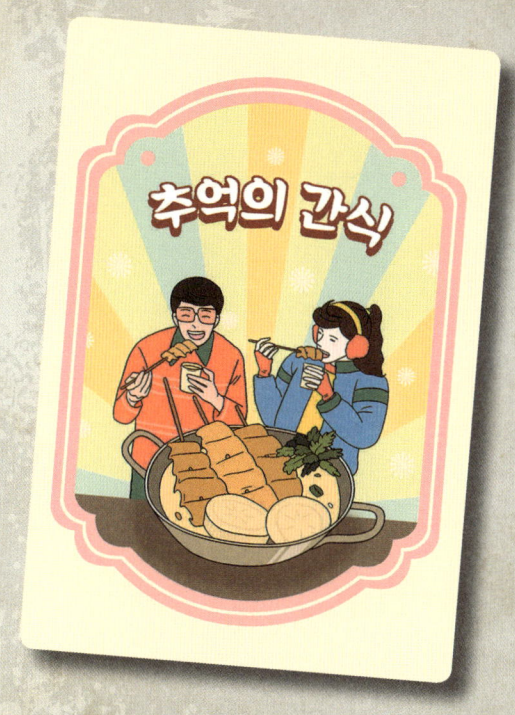

포장마차 필수 메뉴! 뜨끈한 어묵이죠. 떡볶이와 같이 먹어도 맛있고, 붕어빵과 같이 먹어도 맛있어요. 출출할 때 어묵 하나, 따뜻한 국물 한 잔 마시면 속을 달래주기에 충분하죠. 친구와 너 하나 나 하나 먹다 보면 '내가 몇 개를 먹은 거지?' 하는 기억, 있으신가요?

군고구마

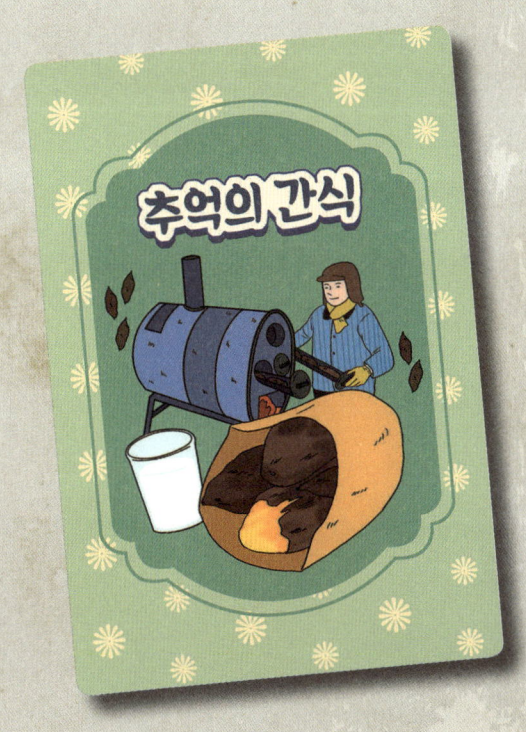

추운 겨울 저 멀리서부터 풍겨오는 군고구마 냄새는 쉽게 지나칠 수 없는 유혹이에요. 동그란 철통 속에서 장작에 노릇하게 구워져 나오는 고구마가 추운 겨울을 따뜻하게 해줬어요. 저온에서 오래 구워지며 더욱 달콤해진 고구마는 추운 바람 속에서도 술술 넘어갔죠. 추운 겨울, 군고구마와 관련된 맛있는 추억이 떠오르나요?

추억여행

호빵

호빵은 또 다른 추억의 겨울 간식이에요. 동네 구멍가게나 연쇄점에 호빵 찜기가 나와 있는 것을 보고 겨울이 왔음을 실감했죠. 촉촉한 하얀 빵에 달콤한 단팥이 가득한 호빵은 너무 뜨거워서 호~호~ 잘 식혀 먹어야 했어요. 구멍가게에서 사 먹는 호빵은 어떤 맛이었나요?

옛날 도시락

양은도시락에 핑크 소시지와 볶은 김치, 멸치볶음, 계란프라이. 추억의 도시락이죠. 그냥 먹어도 맛있고 열심히 흔들어서 섞어 먹어도 맛있었어요. 오늘 반찬은 무엇일까, 친구의 도시락엔 뭐가 들었을까 궁금해하며 먹었던 학창 시절의 도시락, 가장 기억에 남는 반찬은 무엇인가요?

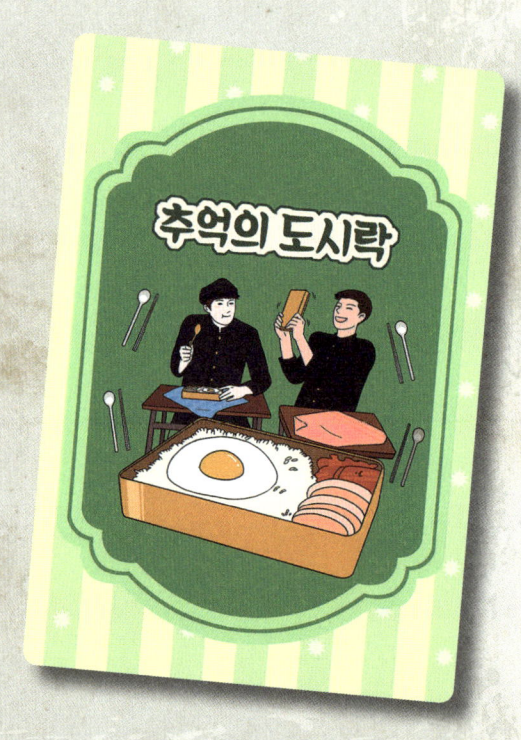

소독차

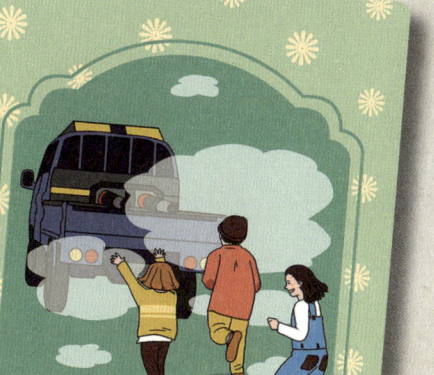

옛날에 소독차를 보면 구름을 닮은 연기가 신기하고 재밌어서 따라가는 아이들에, 사람 몸까지 소독될 것이라 믿어서 따라가는 어른들도 있었죠. 어느 순간부터 소독차가 안 보여요. 2006년 인체에 나쁜 성분에 살균·살충 효과도 별로 크지 않다고 판단해서 폐지되었어요. 우리 기억 속에서 추억으로 사라질 소독차를 따라 달렸던 경험이 있나요?

딱지치기

만들기도 쉽고, 규칙도 간단한 놀이라 딱지치기는 친숙한 놀이에요. 딱지를 단단하게 만들기 위해서 교과서나 박스로 만들기도 했어요. 또, 고무 딱지나 원형 딱지도 팔았었죠. 딱지 치는 기술이 좋아서 내 딱지를 다 빼앗아 가는 얄미운 친구들은 꼭 있어요. 생각나는 딱지가 있나요? 딱지를 잘 쳤었나요?

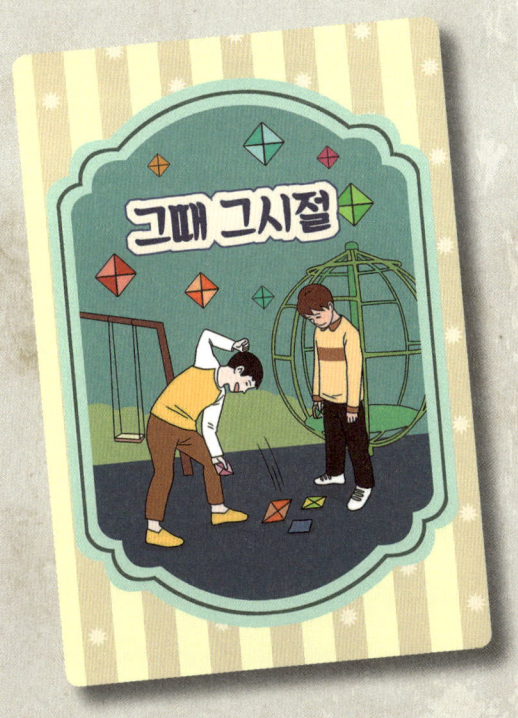

추억여행

난로

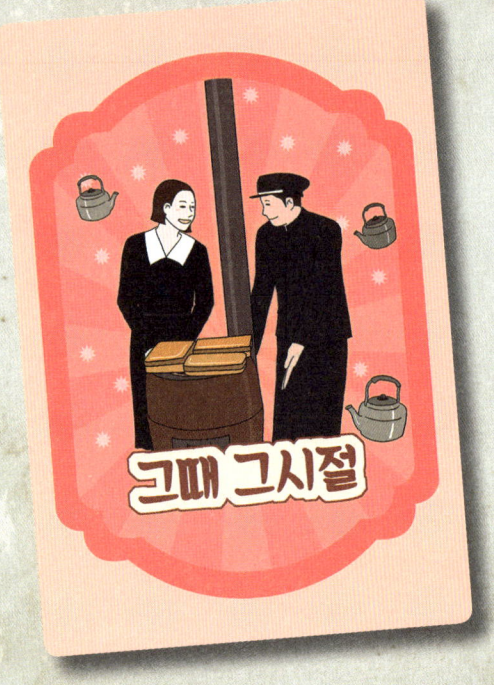

요즘 학교에서는 쉽게 볼 수 없지만, 그 시절 난로와 함께하는 추억은 많아요. 주번은 아침에 나와 난로에 불을 피우고 주전자에 물을 담아 데웠어요. 점심시간 전엔 도시락 탑을 세우고, 타지 않으려면 계속 위치를 바꿔줘야 했어요. 학교 다닐 땐 어떤 난로가 있었나요?

음악감상실

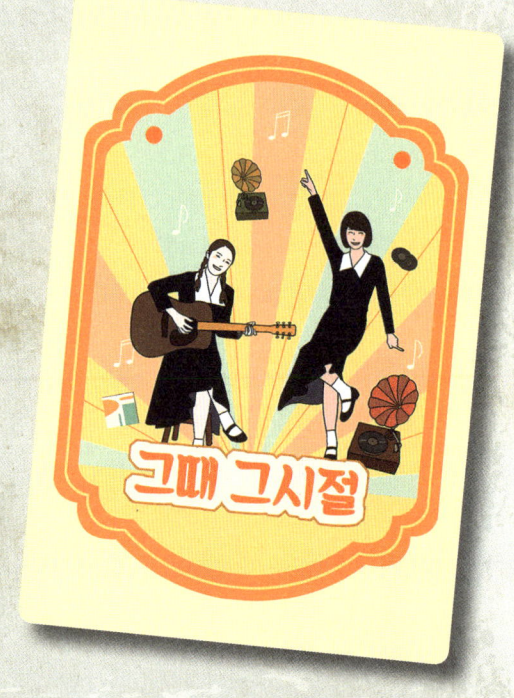

개인 오디오가 귀하던 시절, 음악을 듣기 위해 음악감상실로 모였었죠. 음악감상실은 음악다방과는 다르게 정말 음악만을 위한 곳이었어요. 극장처럼 의자가 모두 앞을 향해 있었고, 조명도 어두운 느낌이었죠. 용지에 꾹꾹 눌러 쓴 신청곡이 나올 때면, 괜히 특별한 기분이 들곤 했어요. 그 시절, 기억에 남는 신청곡은 무엇인가요?

다방

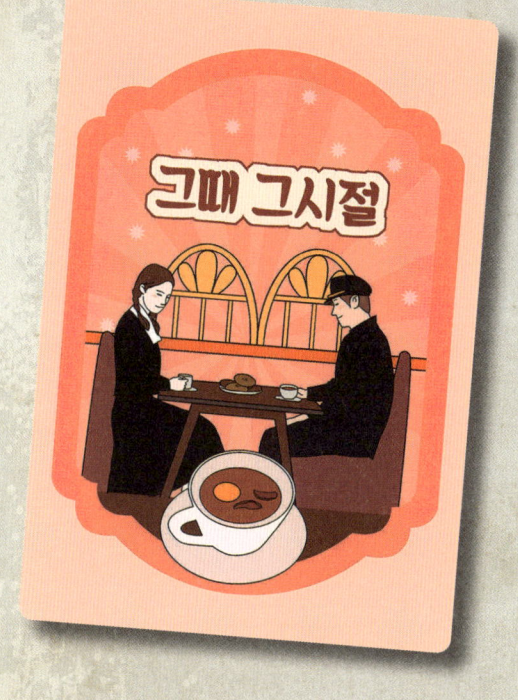

핸드폰이 없던 시절 다방은 만남의 장소였어요. 많은 젊은 지식인과 예술가를 꿈꾸는 청년들이 모여서 이야기를 나누는 곳이기도 했죠. 옛날 다방에서 주로 팔던 음료는 달달한 다방 커피와 노른자를 동동 띄운 쌍화탕, 생강차, 율무차, 생과일주스 등이 있었어요. 다방에서 자주 시키던 음료는 무엇인가요?

공중전화

지금은 없는 사람이 없는 핸드폰. 지금처럼 하고 싶을 때, 보고 싶을 때 연락할 수 없었죠. 사랑하는 사람의 연락을 기다리는 그 시간이 더욱 애틋하게 만들어줬어요. 이제는 느낄 수 없는 추억의 감정이 된 거 같아요. 애타게 기다렸던 그 전화는 누구의 연락이었나요?

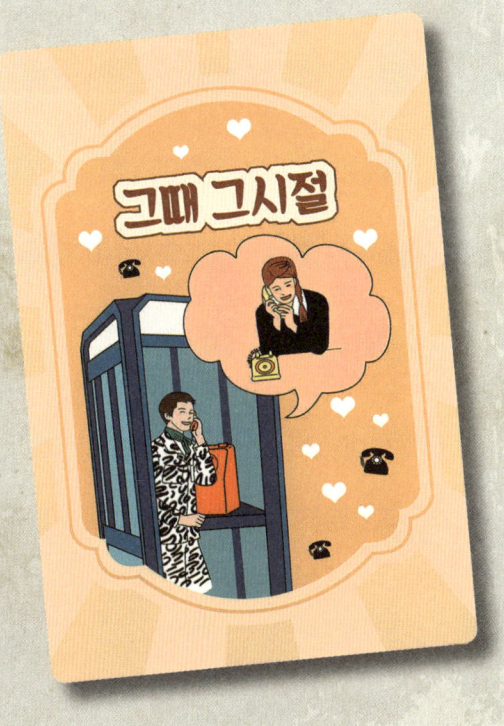

추억여행

카세트테이프

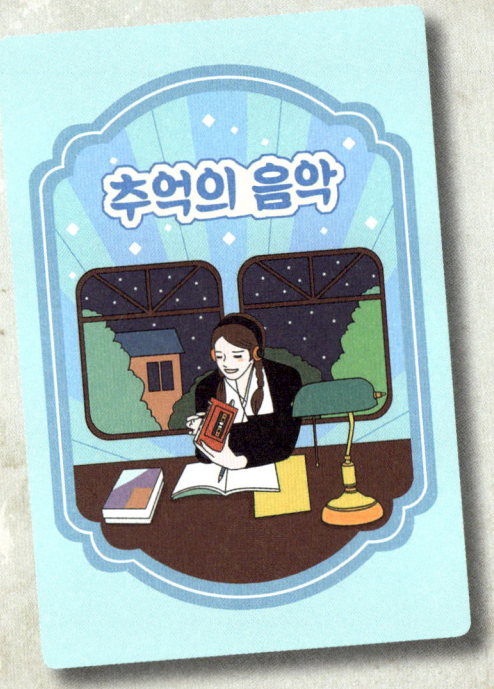

CD 이전에 음악을 듣는 매체로 카세트테이프를 사용했죠. 듣고 싶은 노래를 녹음해서 듣기도 하고, 카세트테이프가 늘어질까 어쩔 수 없이 끝까지 듣고 처음으로 말았어요. 요즘처럼 편리하게 한 곡씩 넘겨서 들을 수는 없었죠. 카세트테이프에 저장되었던 노래 중 가장 소중한 곡은 무엇이었나요?

음악다방

지금이야 언제든 음원사이트에서 원하는 음악을 쉽게 들을 수 있지만, 음악을 쉽게 듣기 어려웠던 1970년대에는 음악다방에서 디제이에게 애창곡을 신청하고 설레는 마음으로 기다리곤 했습니다. 달달한 커피와 함께 음악을 듣고, 친구와 사랑하는 사람을 만났던 기억, 있으신가요?

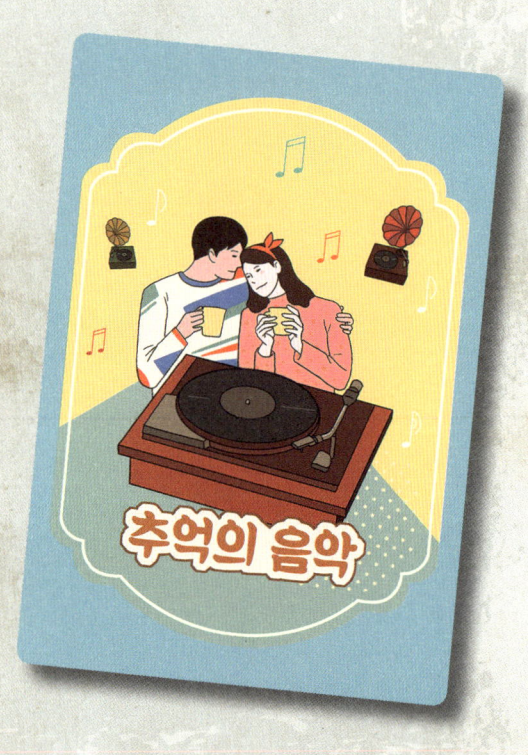

롤러장

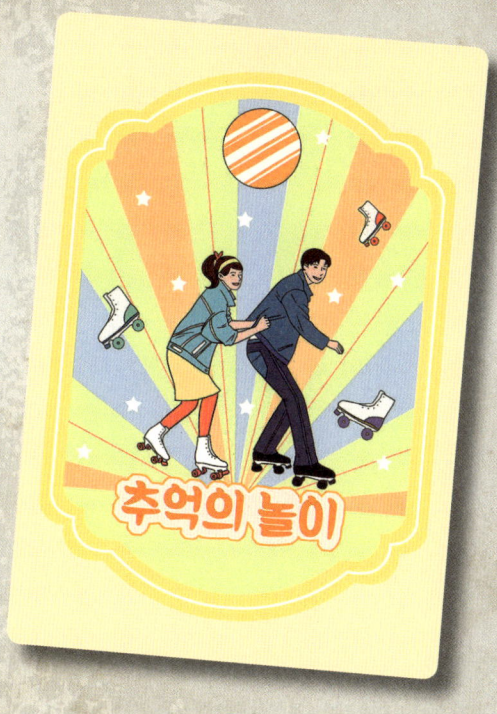

롤러장의 화려한 불빛과 신나는 음악은 언제나 재미있는 놀거리였어요. 청춘 남녀들의 만남의 공간이기도 했고, 친구들과 누가 더 멋있게 타는지 경쟁도 했어요. 가장 좋았던 시간은 좋아하는 친구와 함께 좋아하는 노래가 나오는 롤러장을 돌 때가 아니었을까요? 롤러장에서의 추억의 노래는 어떤 곡인가요?

목차

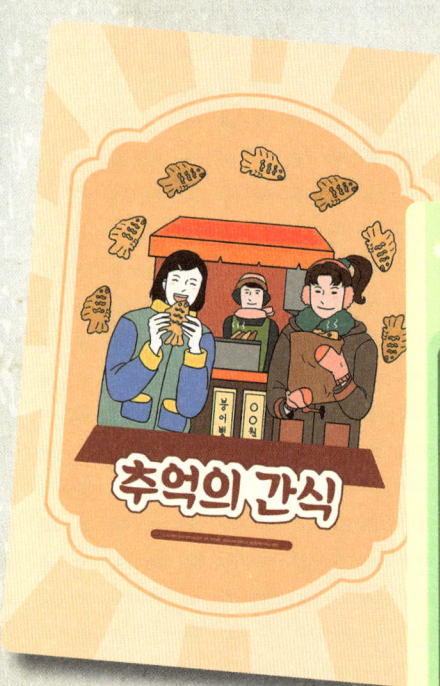
추억의 간식 붕어빵

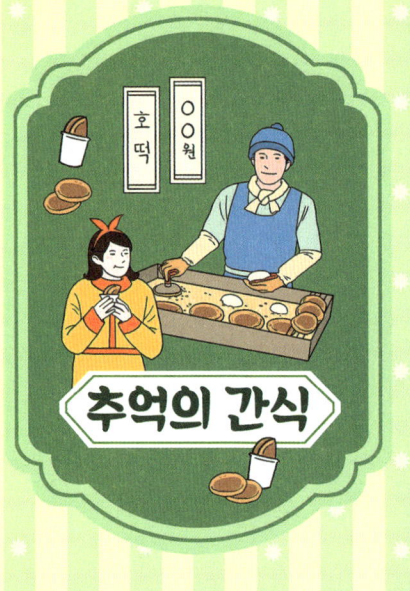
추억의 간식 호떡

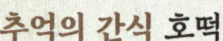
추억의 간식 어묵

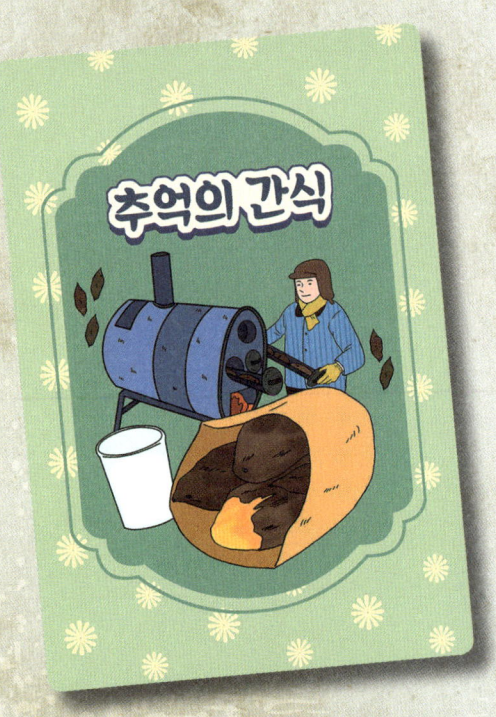
추억의 간식 군고구마

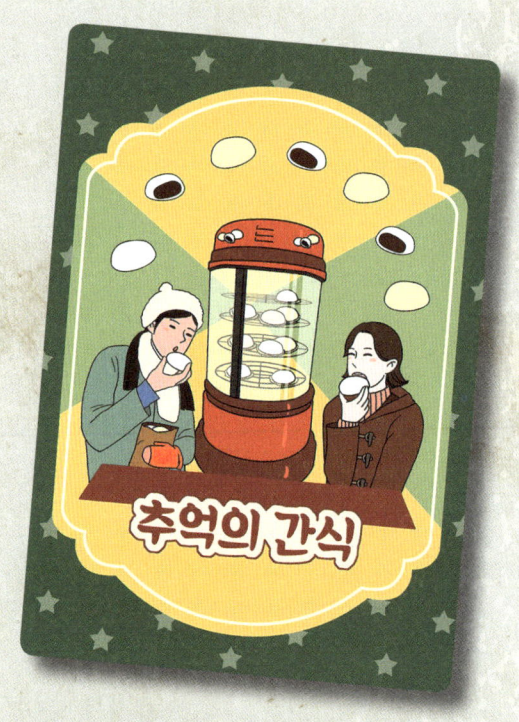
추억의 간식 호빵

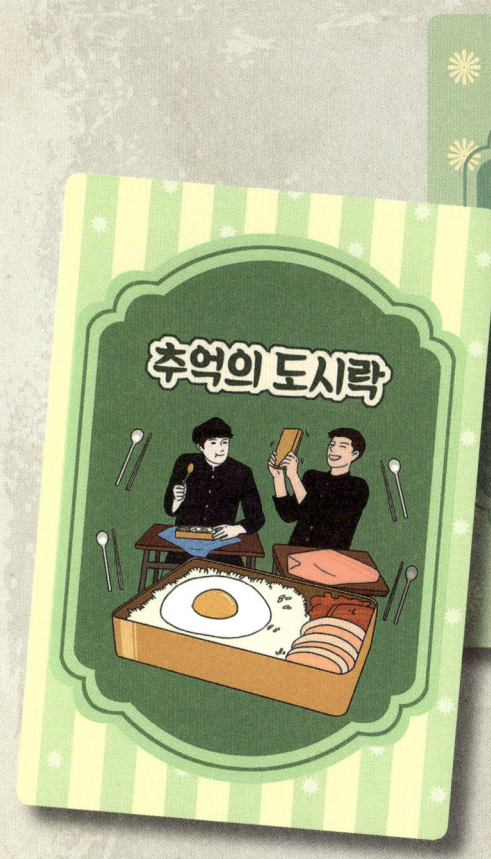

추억의 도시락 옛날 도시락

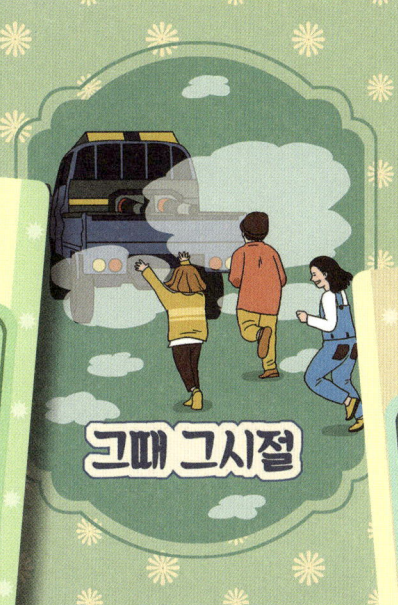

그때 그시절 소독차

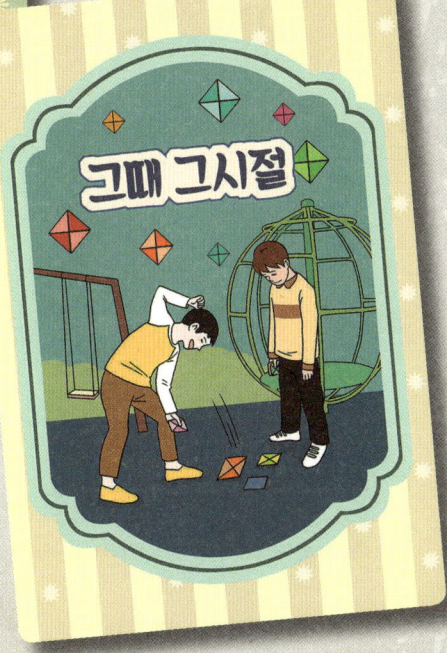

그때 그시절 딱지치기

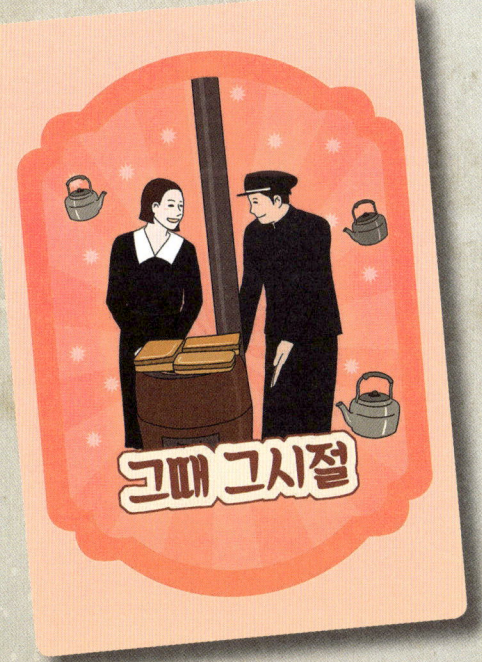

그때 그시절 난로

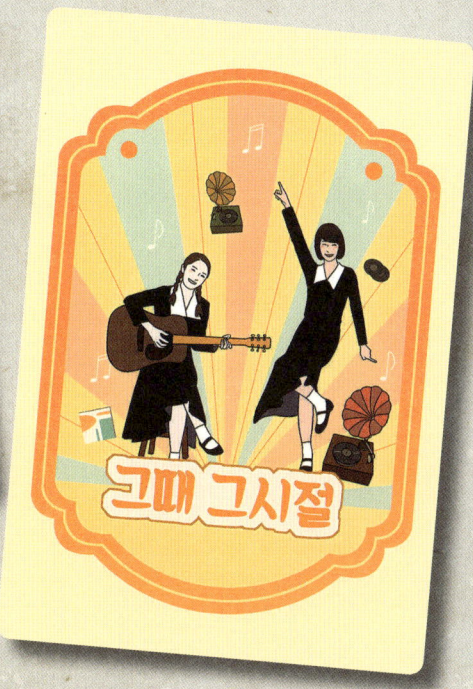

그때 그시절 음악감상실

목차

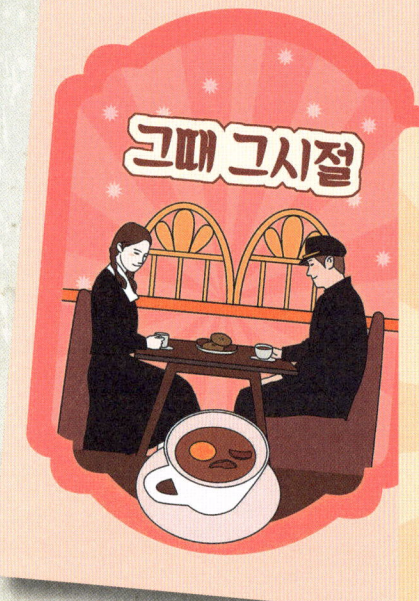
그때 그시절 다방

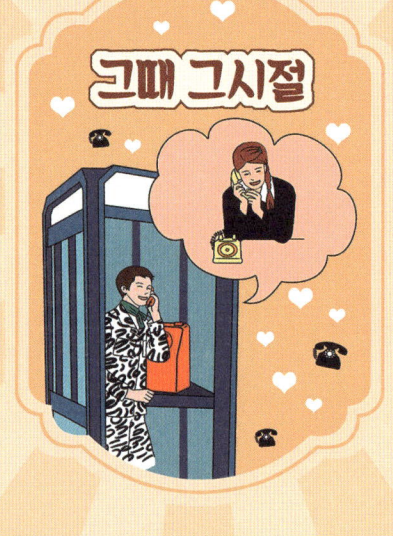
그때 그시절 공중전화

추억의 음악 카세트테이프

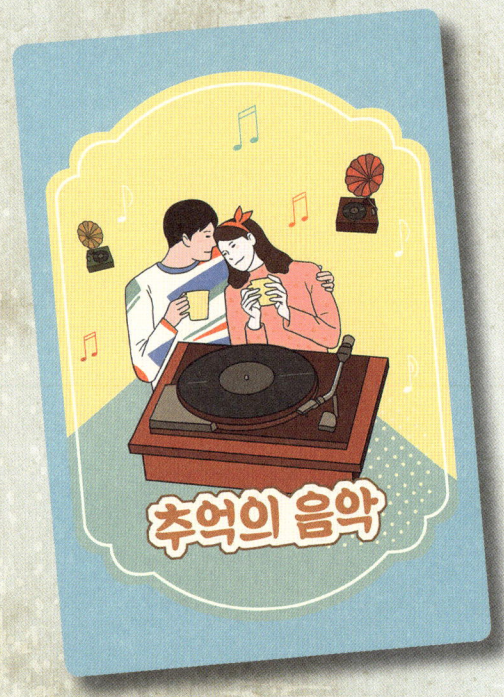
추억의 음악 음악다방

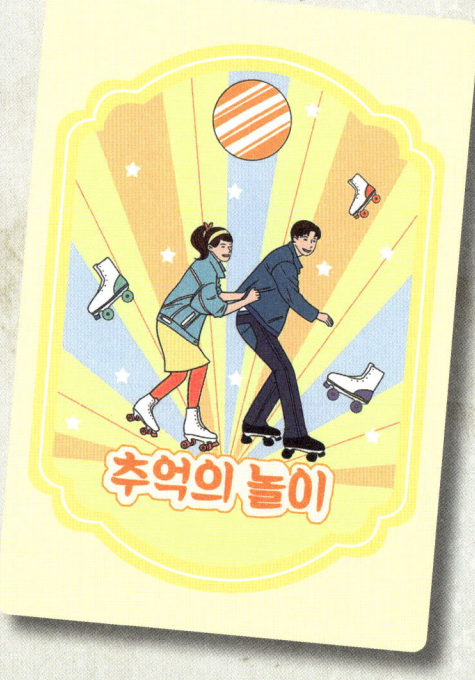
추억의 놀이 롤러장

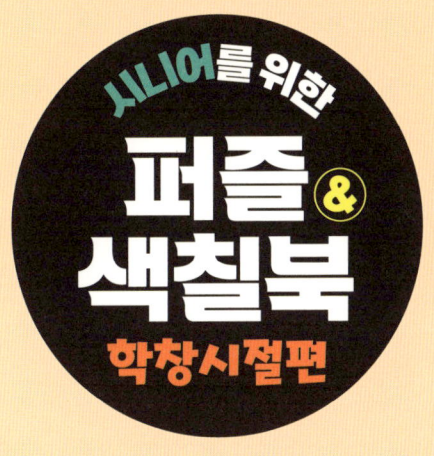
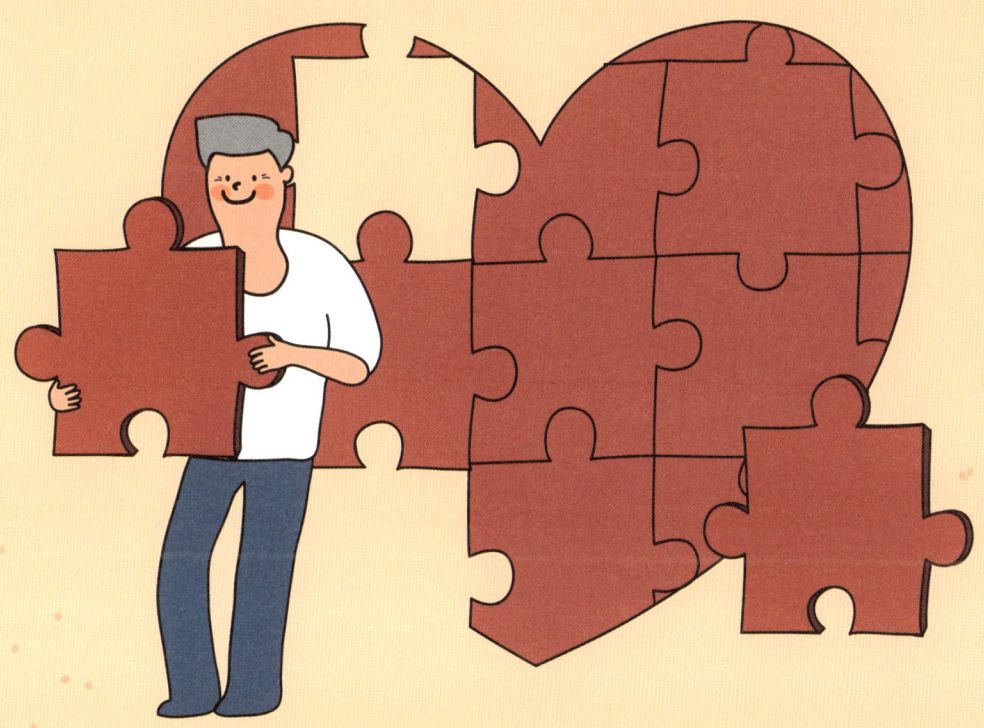

퍼즐편

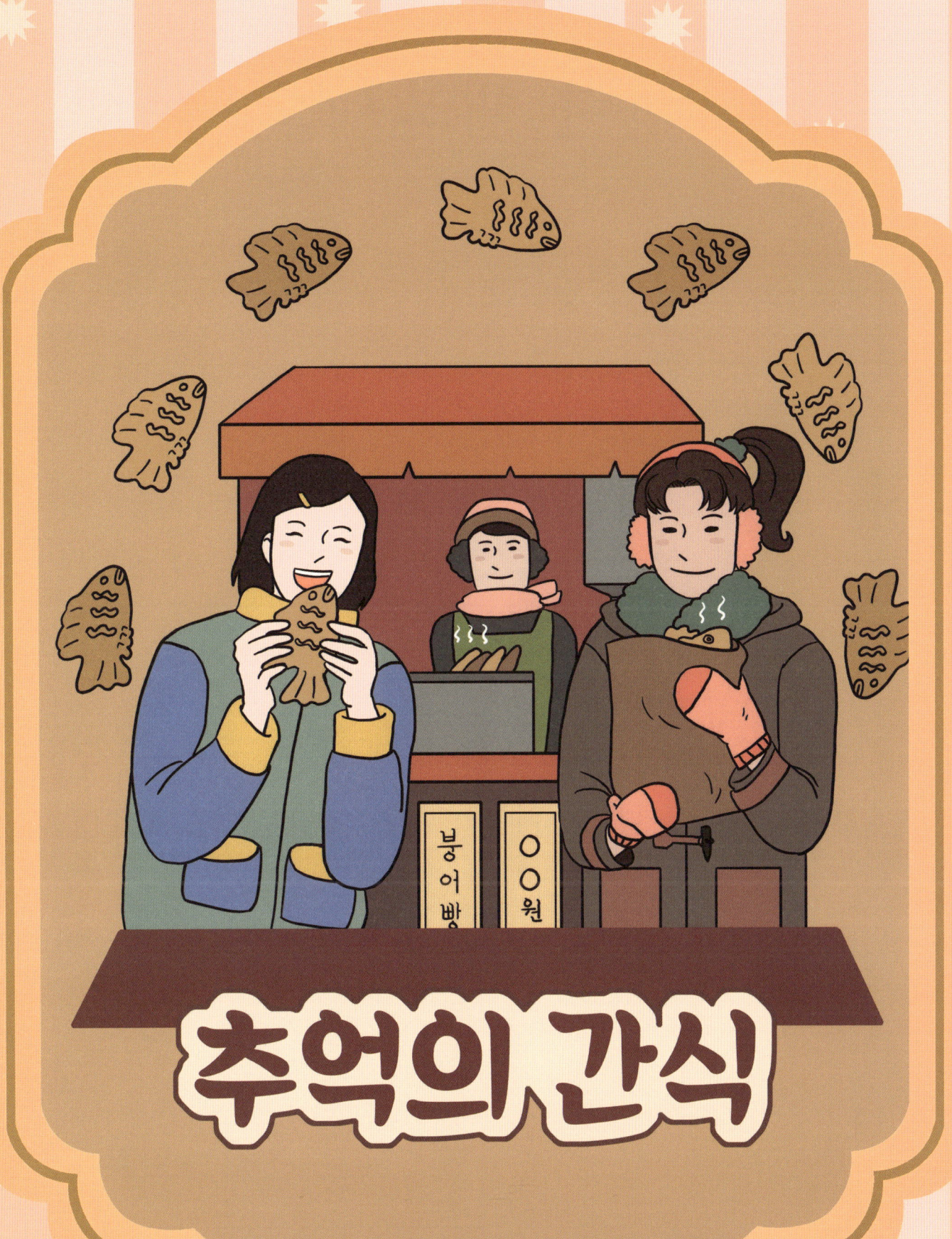

따라 해보세요

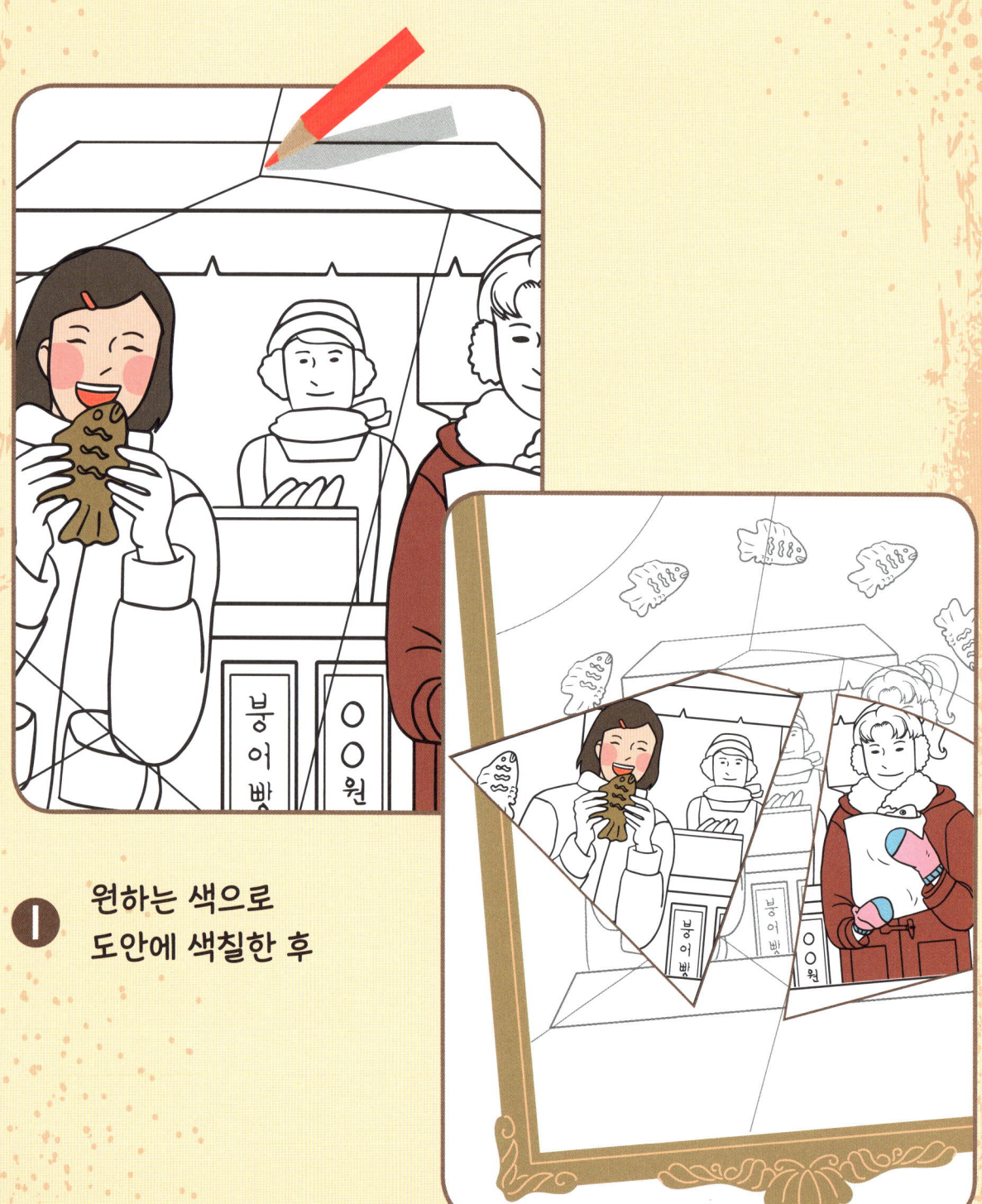

1. 원하는 색으로 도안에 색칠한 후

2. 퍼즐을 오려 뒷면의 퍼즐 판에 맞춰줍니다.

절취선

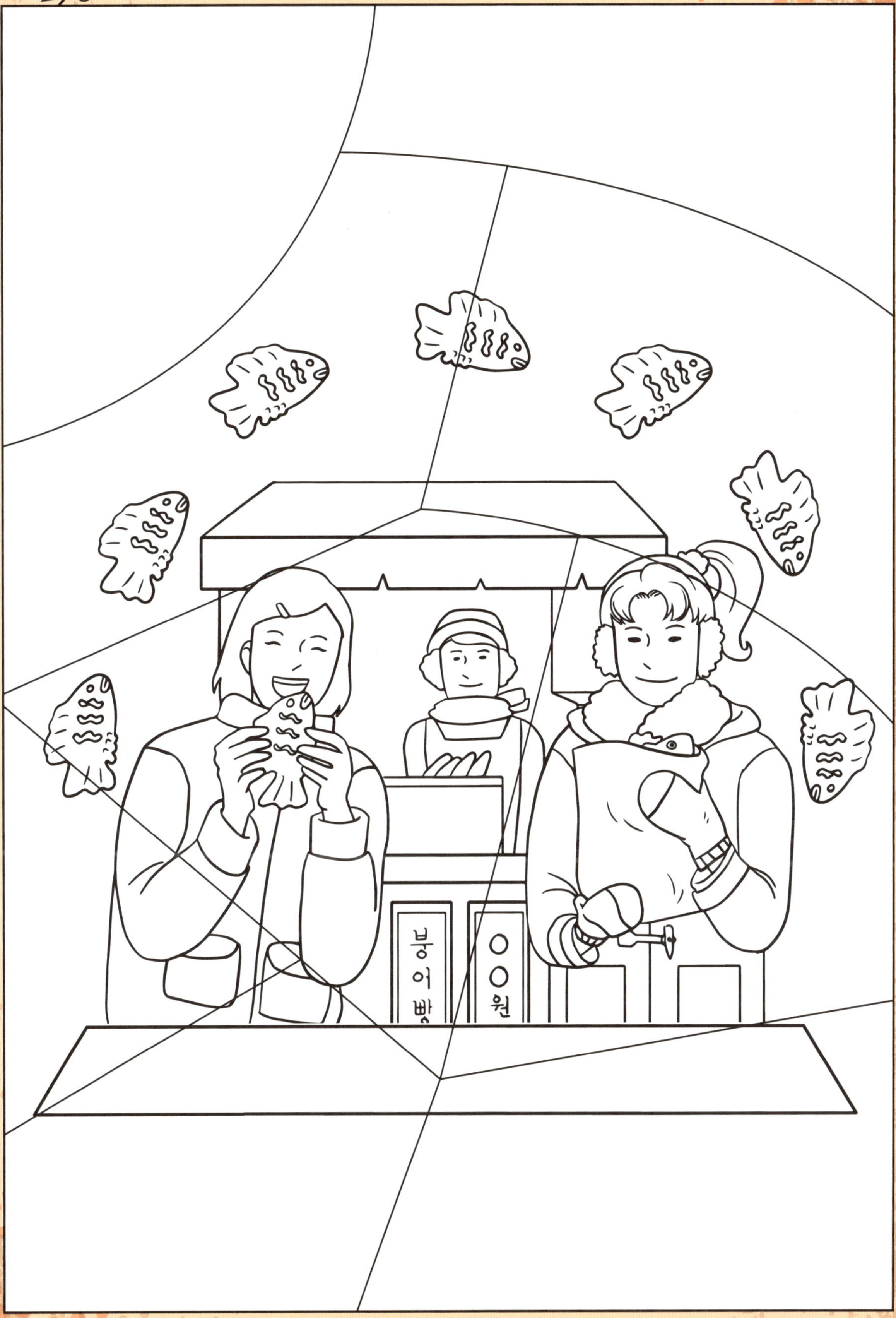

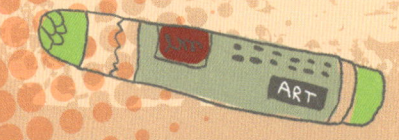
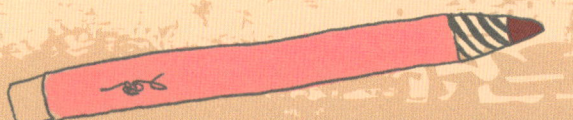

절취선

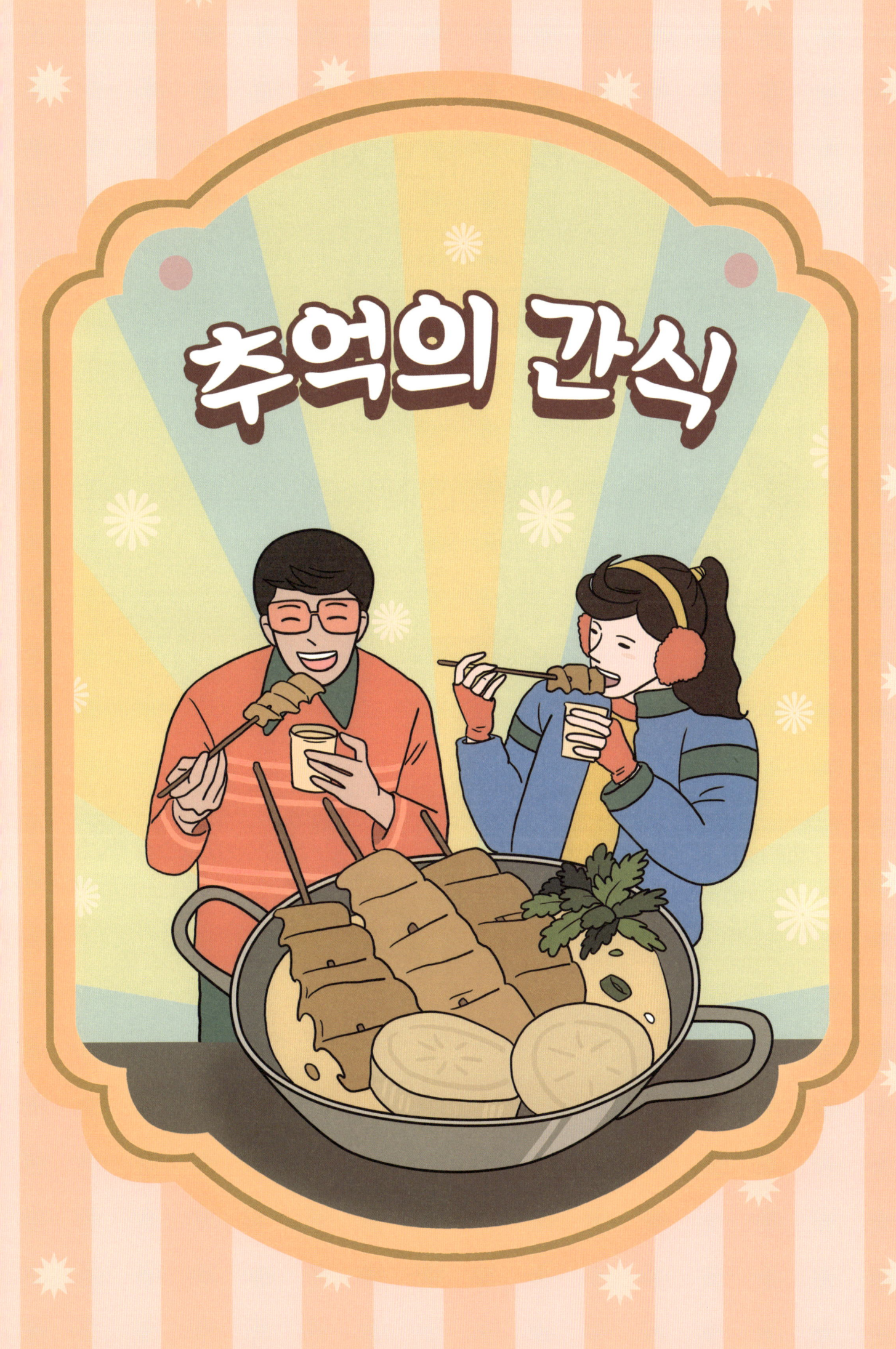

따라 해보세요

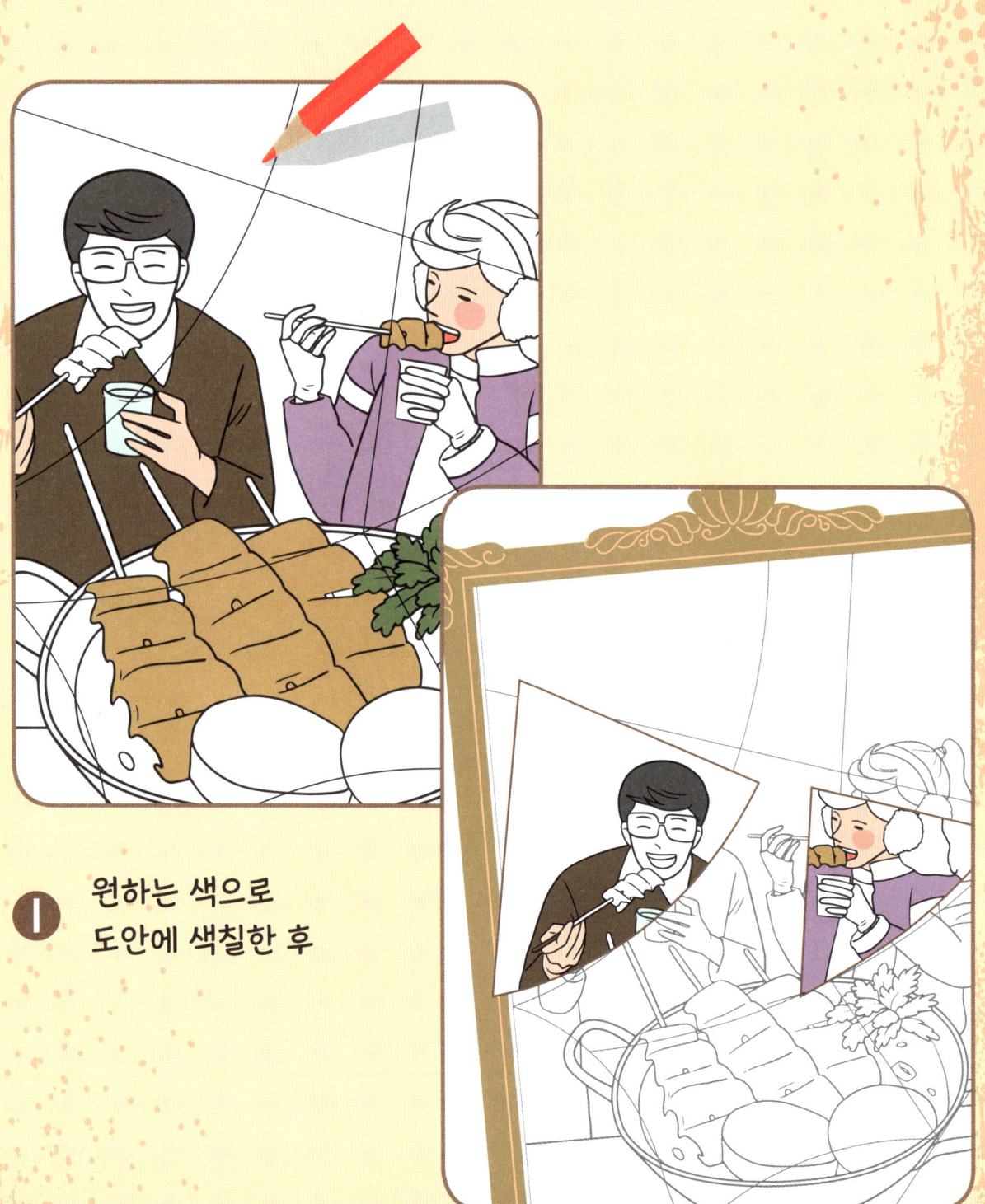

1. 원하는 색으로 도안에 색칠한 후

2. 퍼즐을 오려 뒷면의 퍼즐 판에 맞춰줍니다.

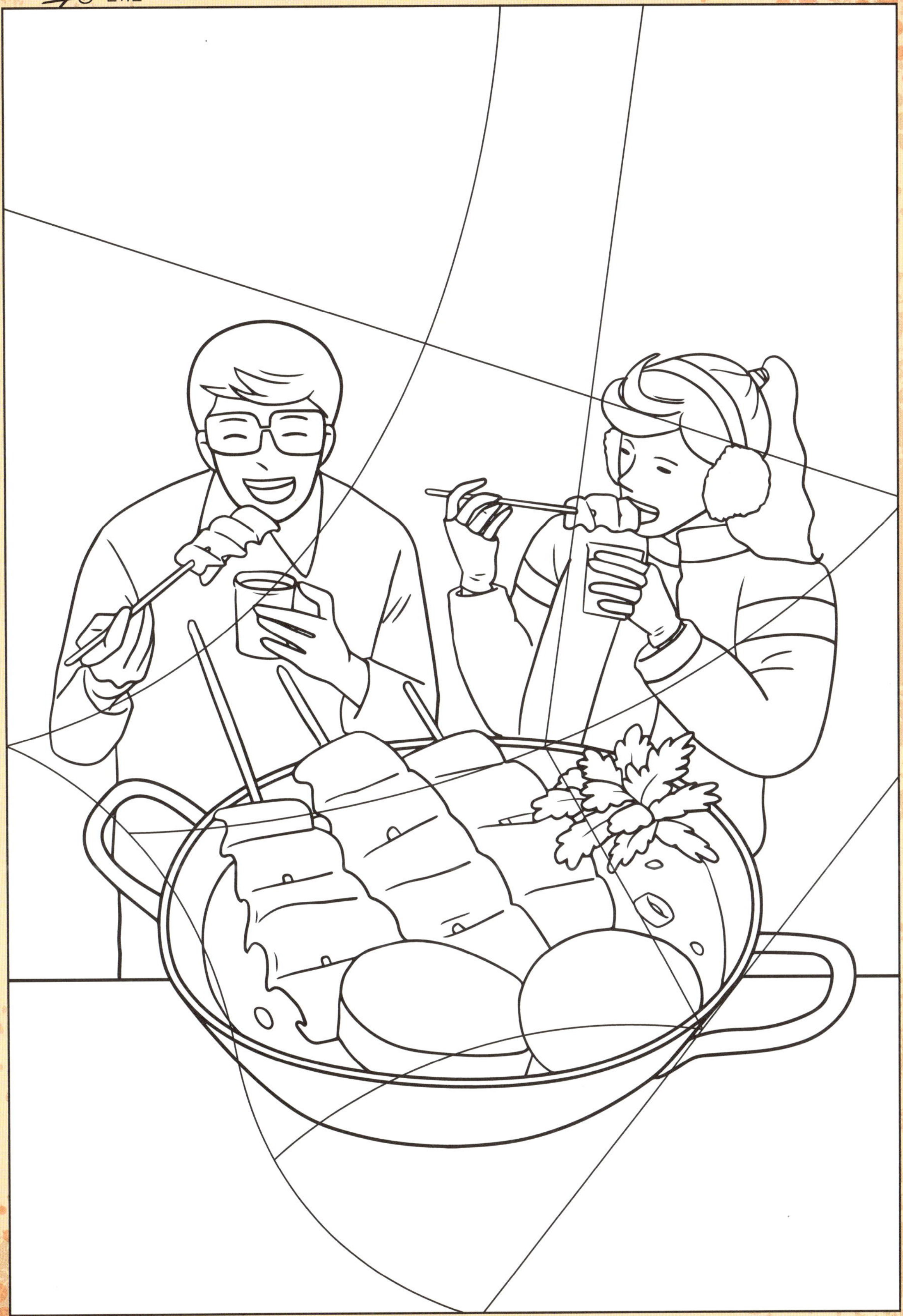

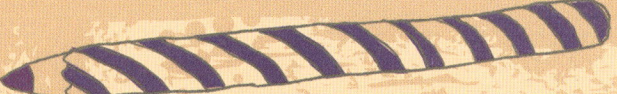
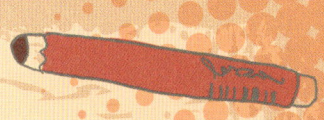
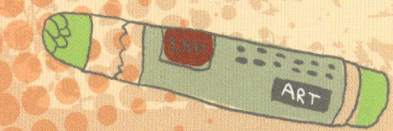
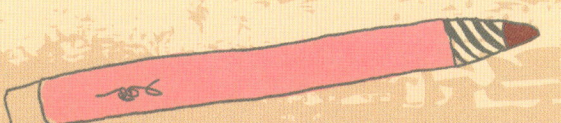

절취선

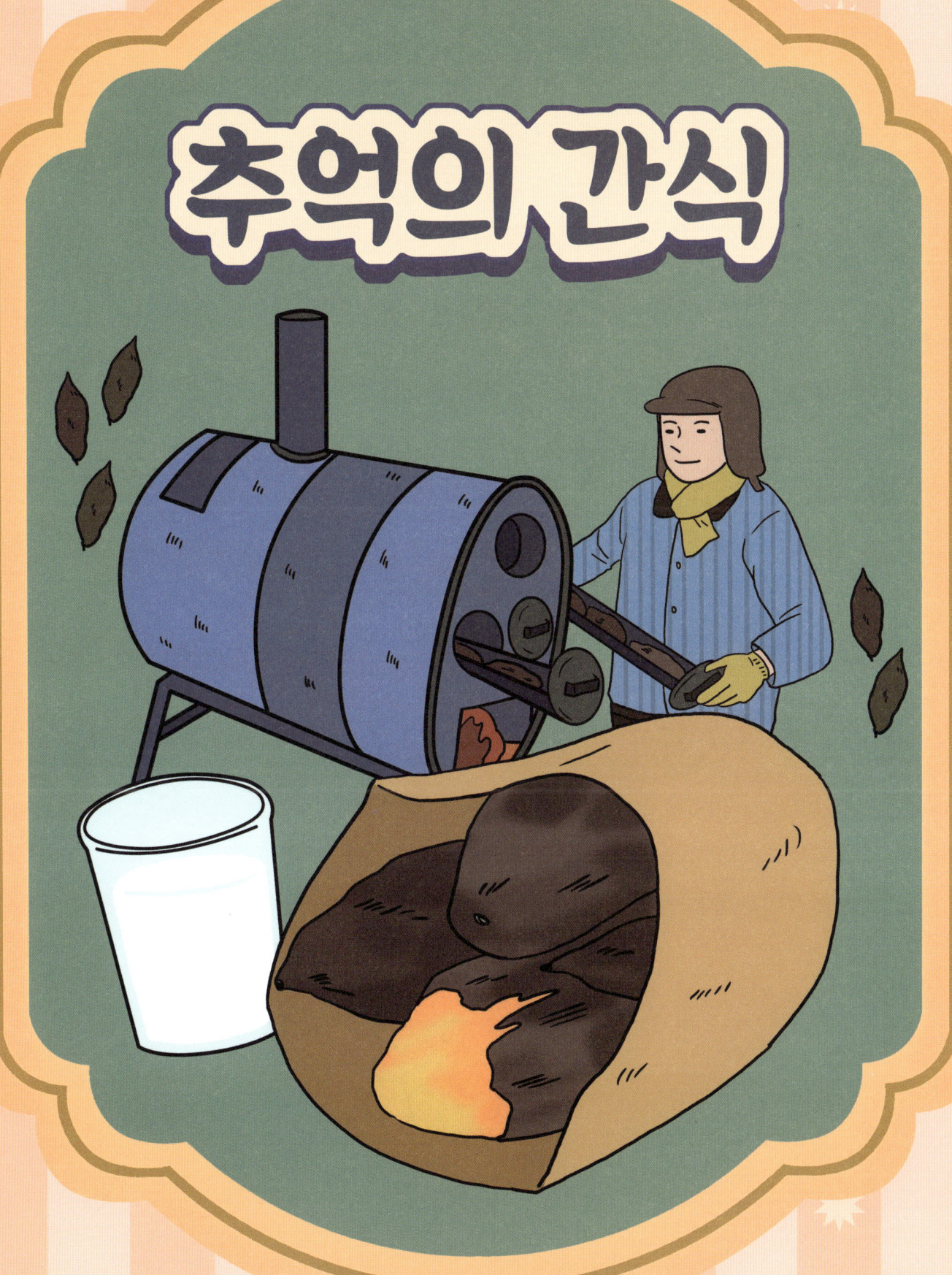

따라 해보세요

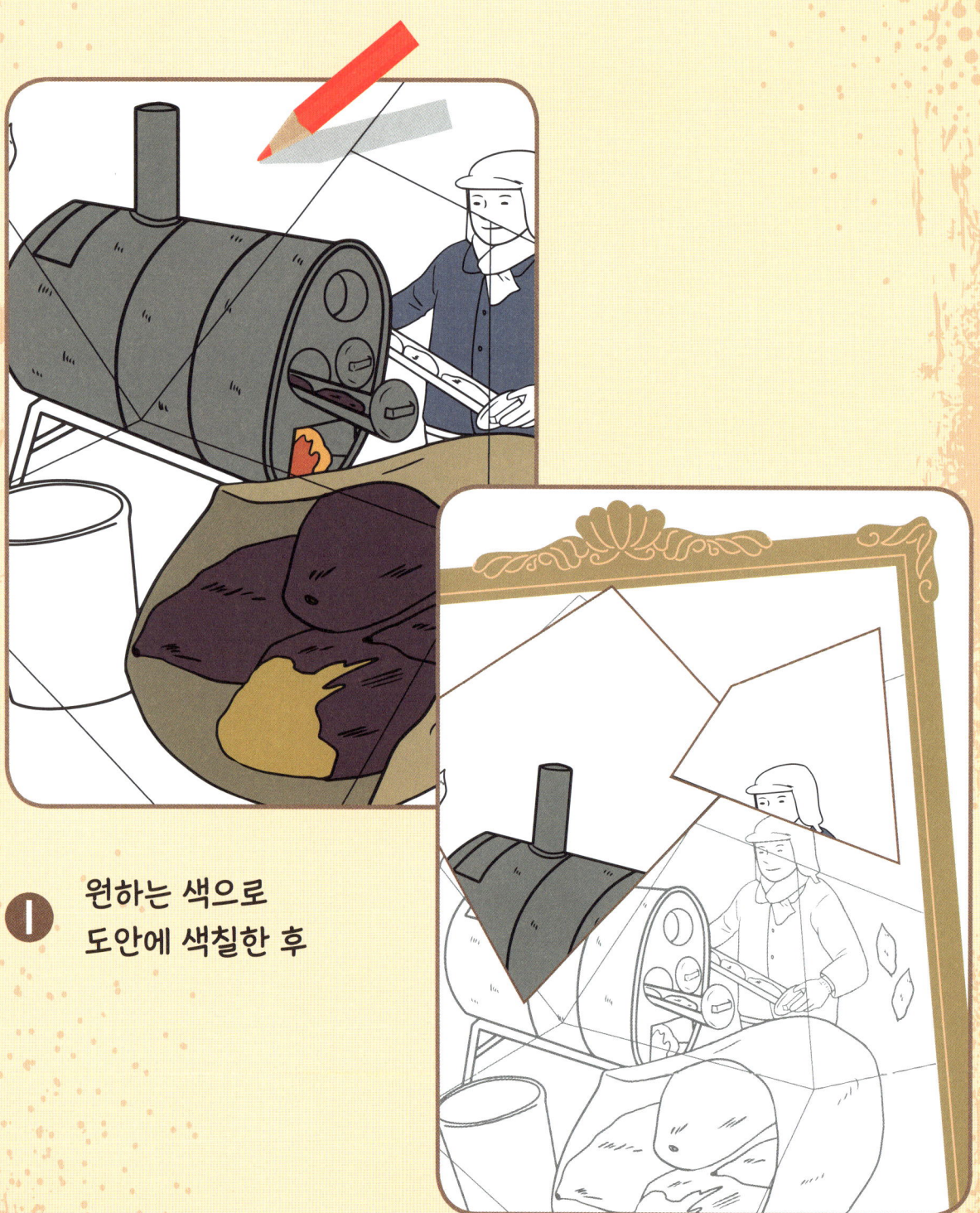

1. 원하는 색으로 도안에 색칠한 후

2. 퍼즐을 오려 뒷면의 퍼즐 판에 맞춰줍니다.

절취선

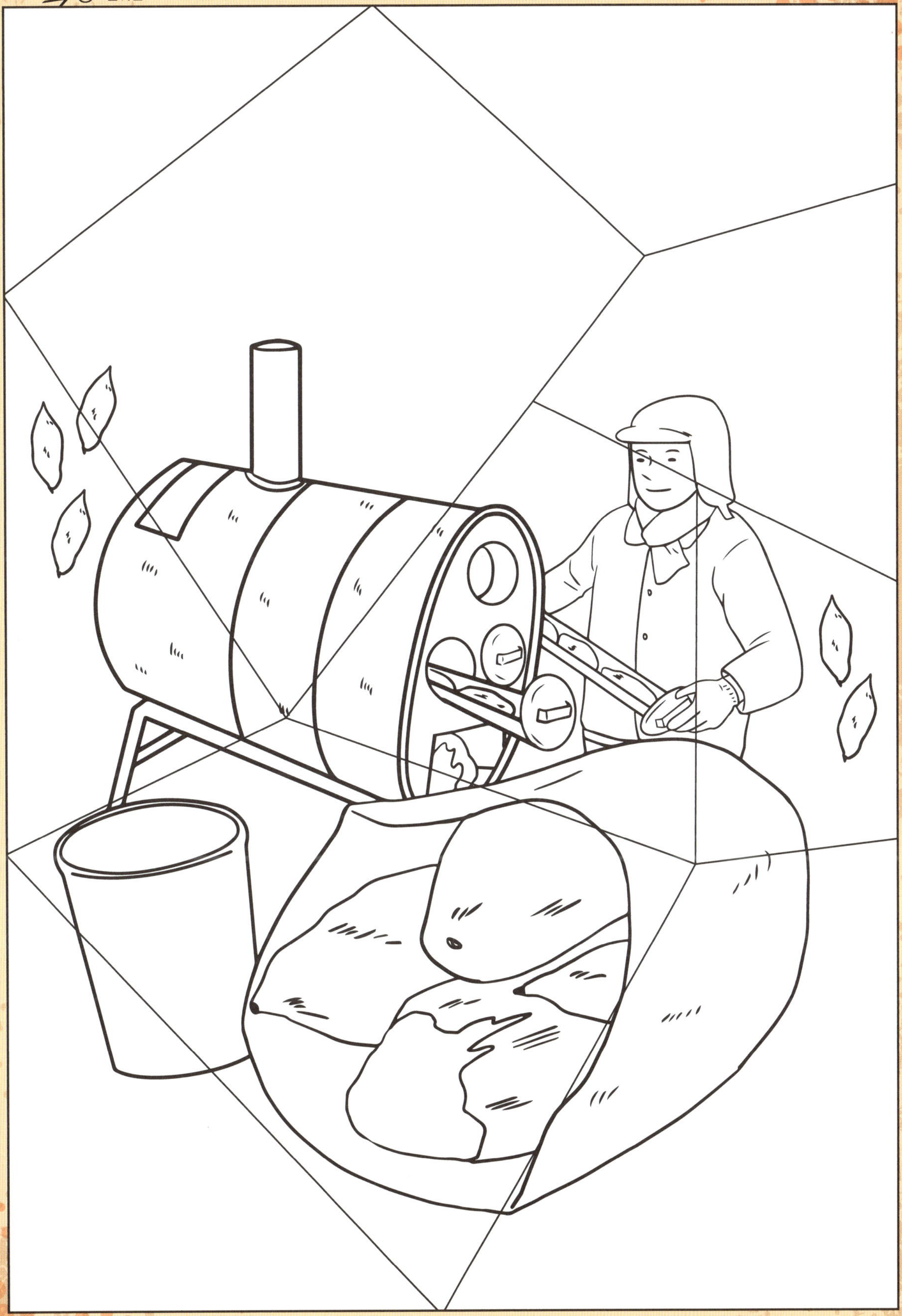

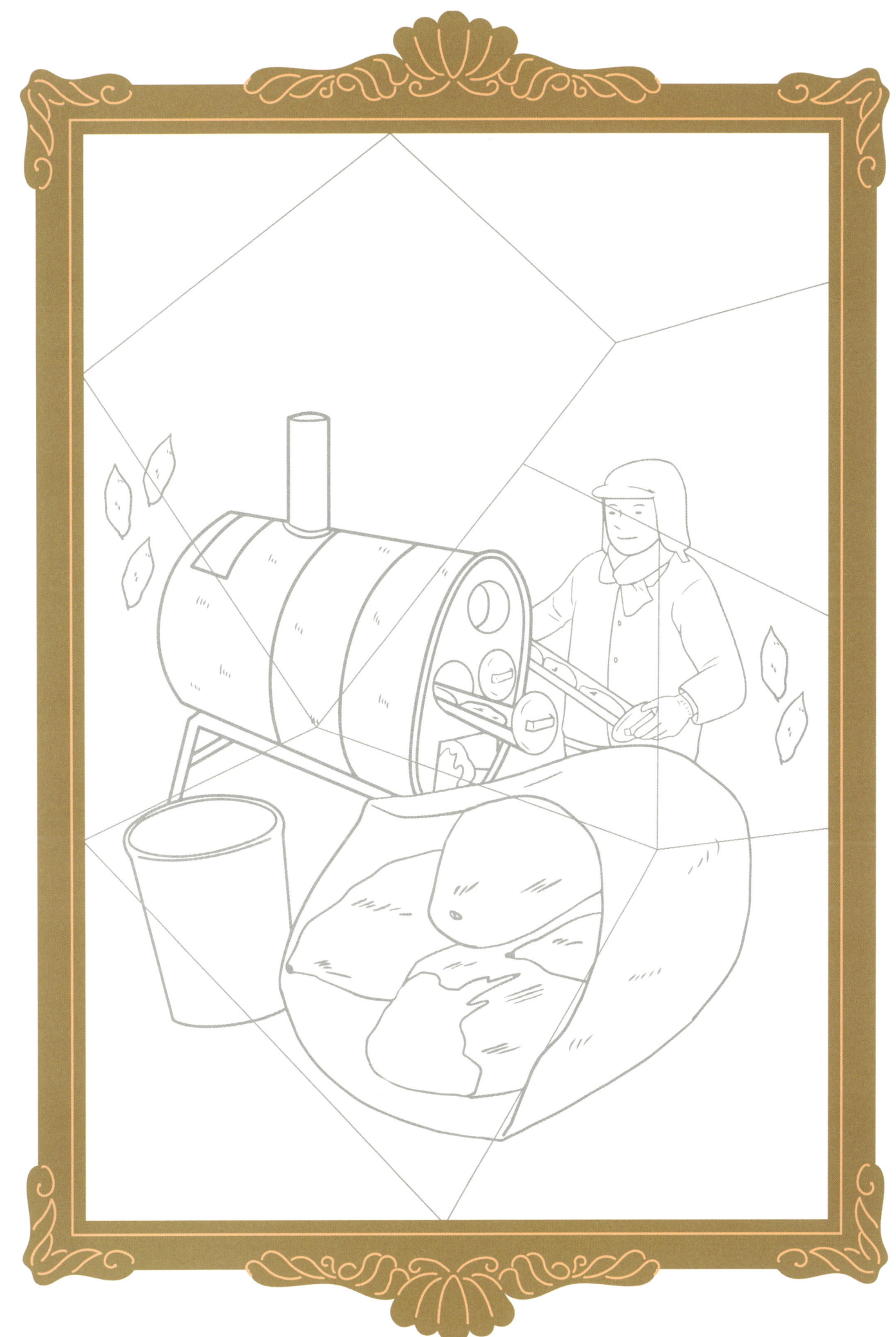

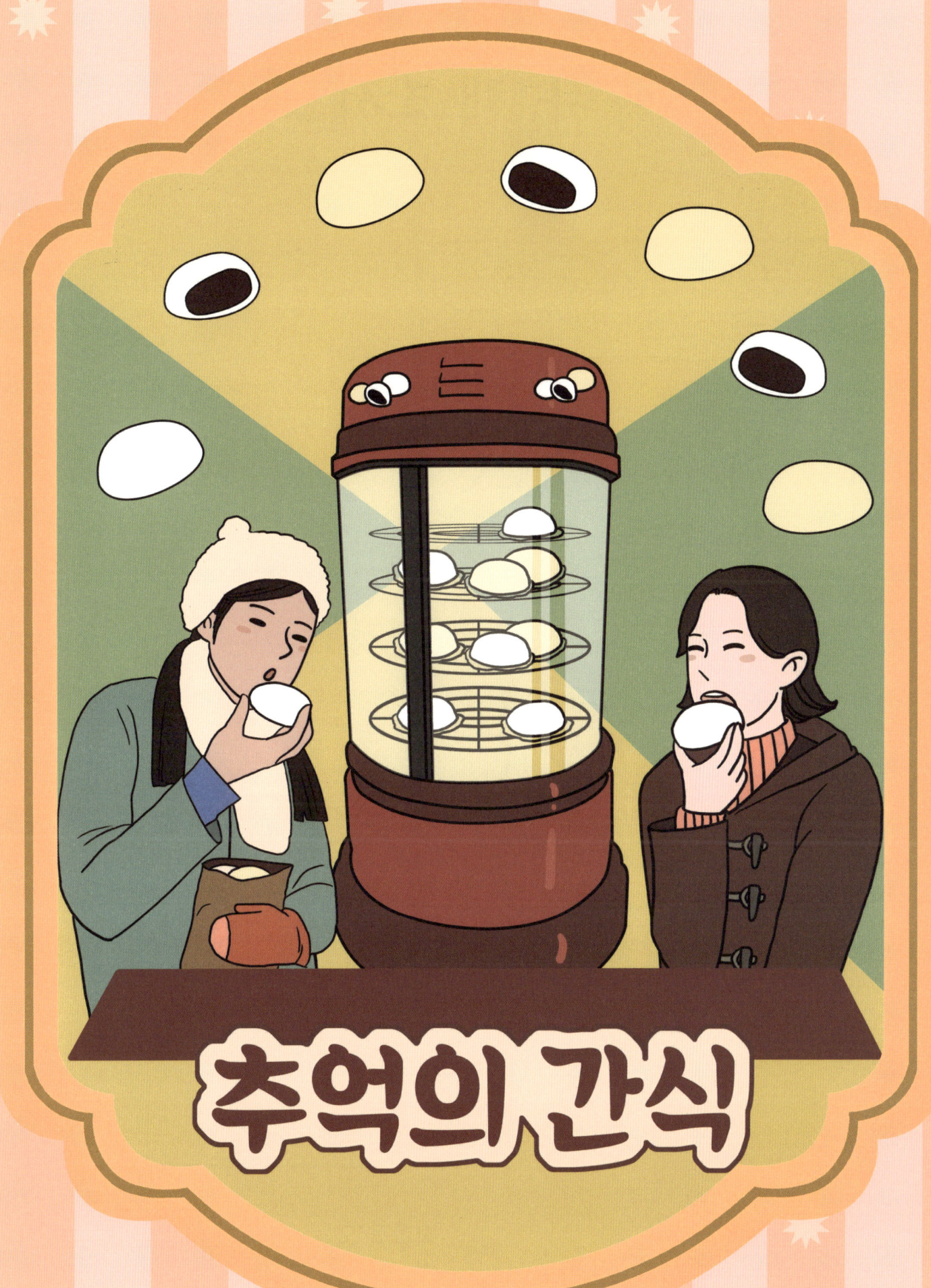

따라 해보세요

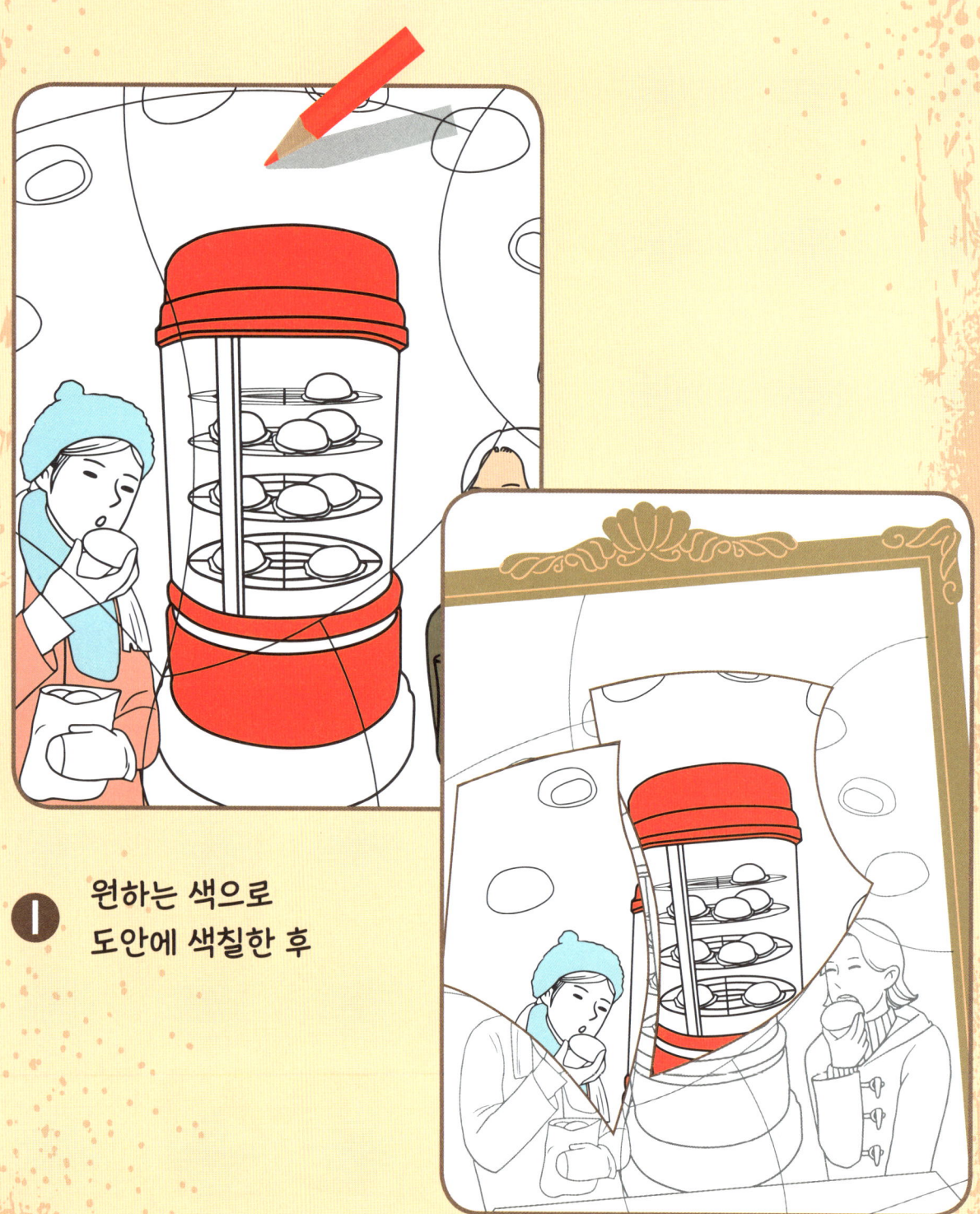

1. 원하는 색으로 도안에 색칠한 후

2. 퍼즐을 오려 뒷면의 퍼즐 판에 맞춰줍니다.

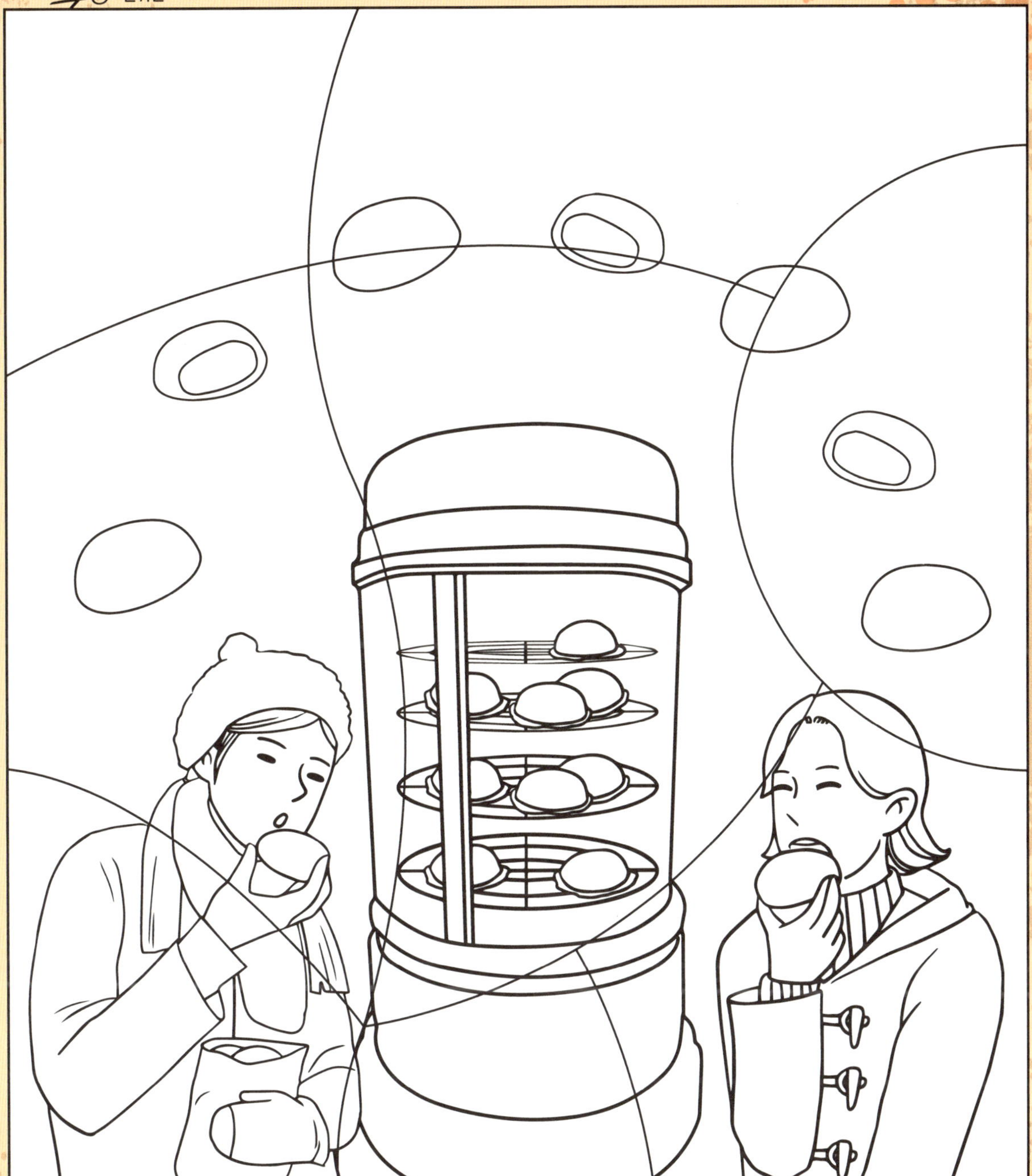

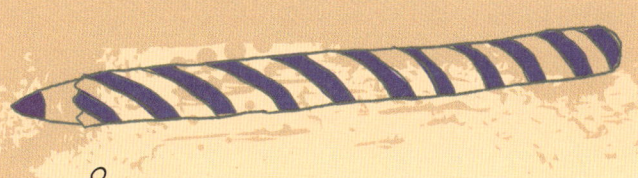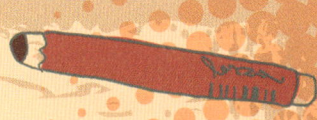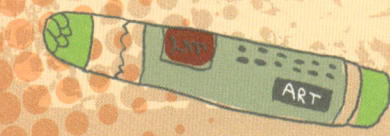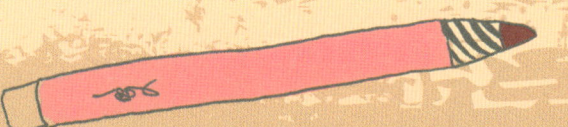

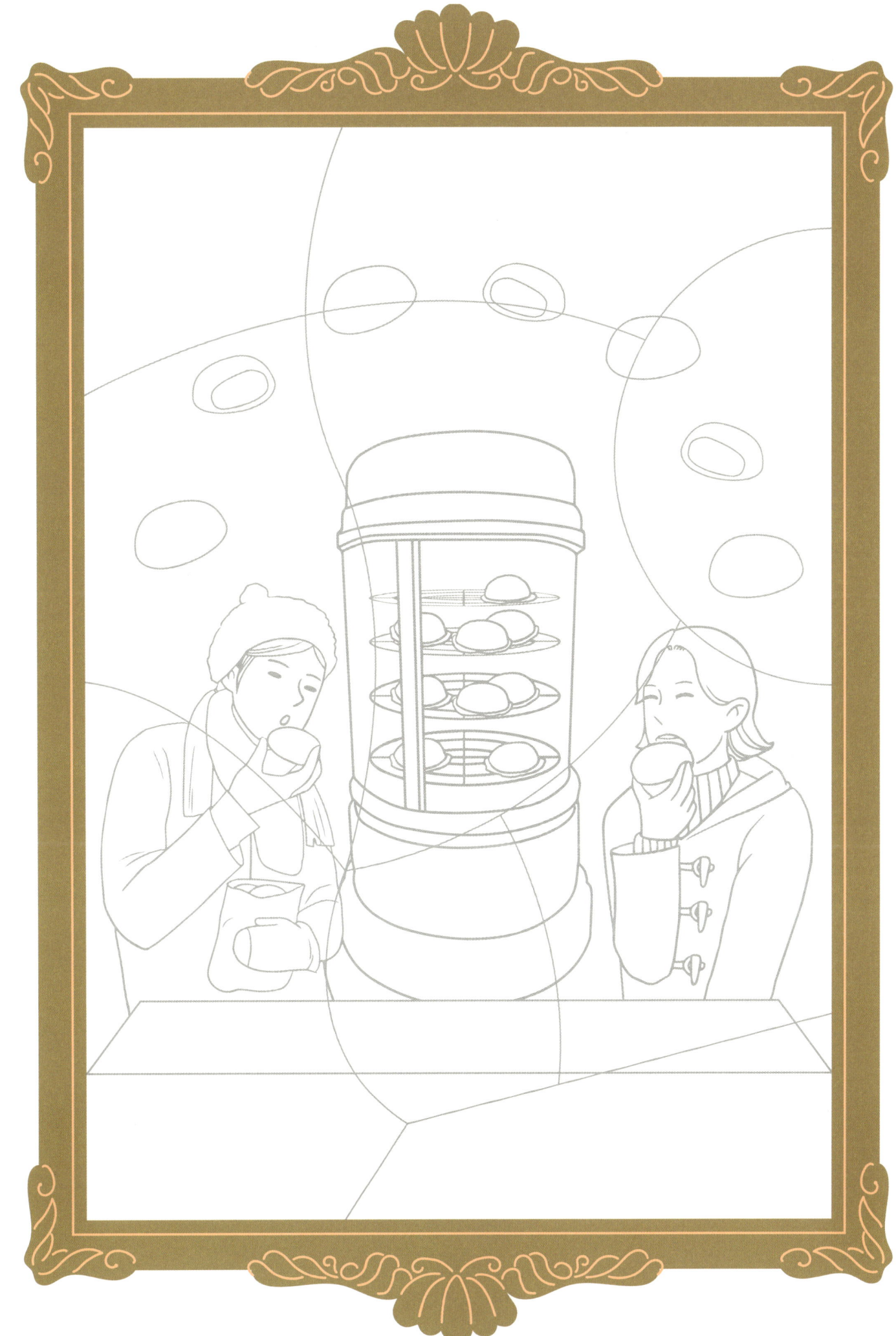

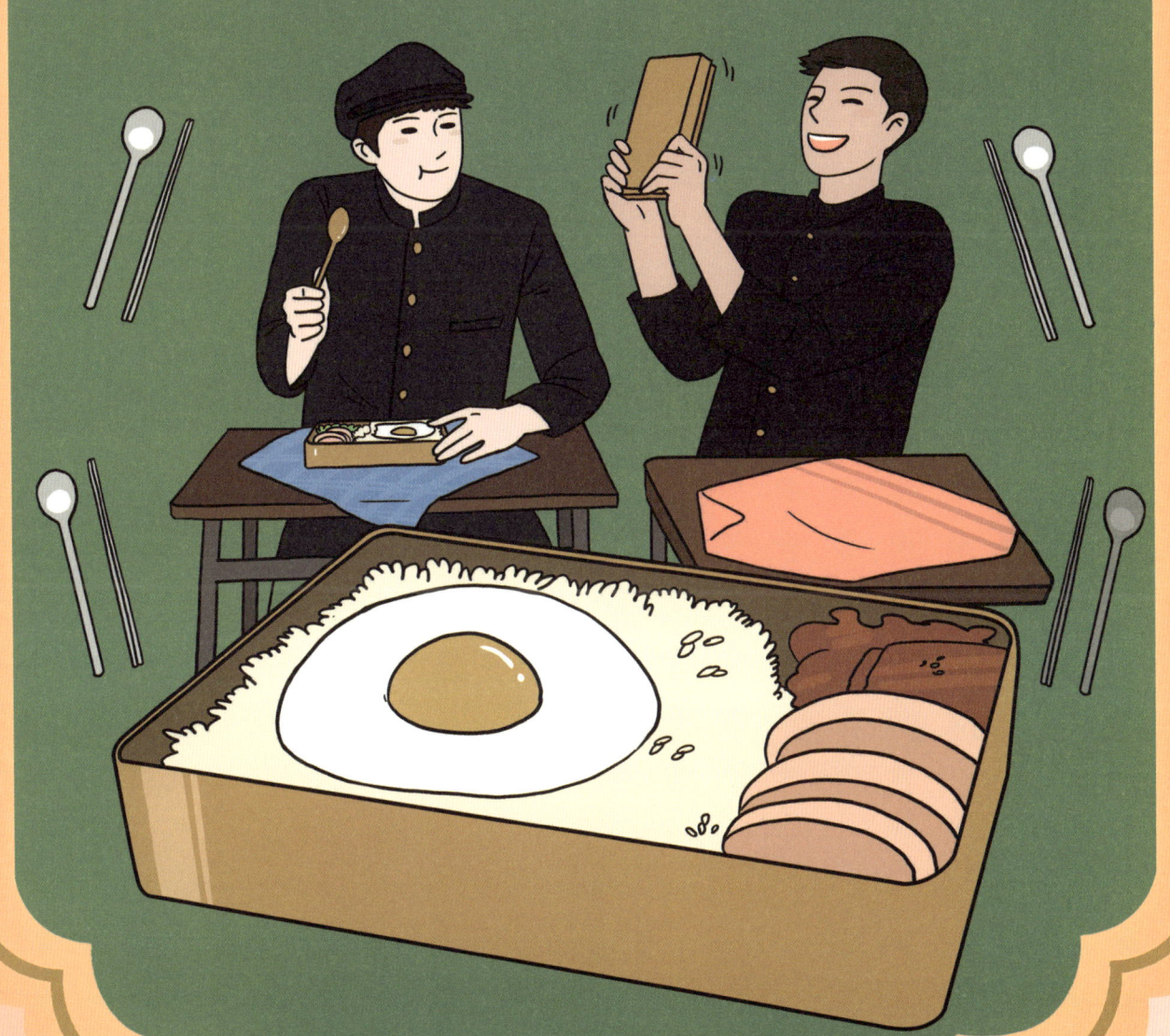

따라 해보세요

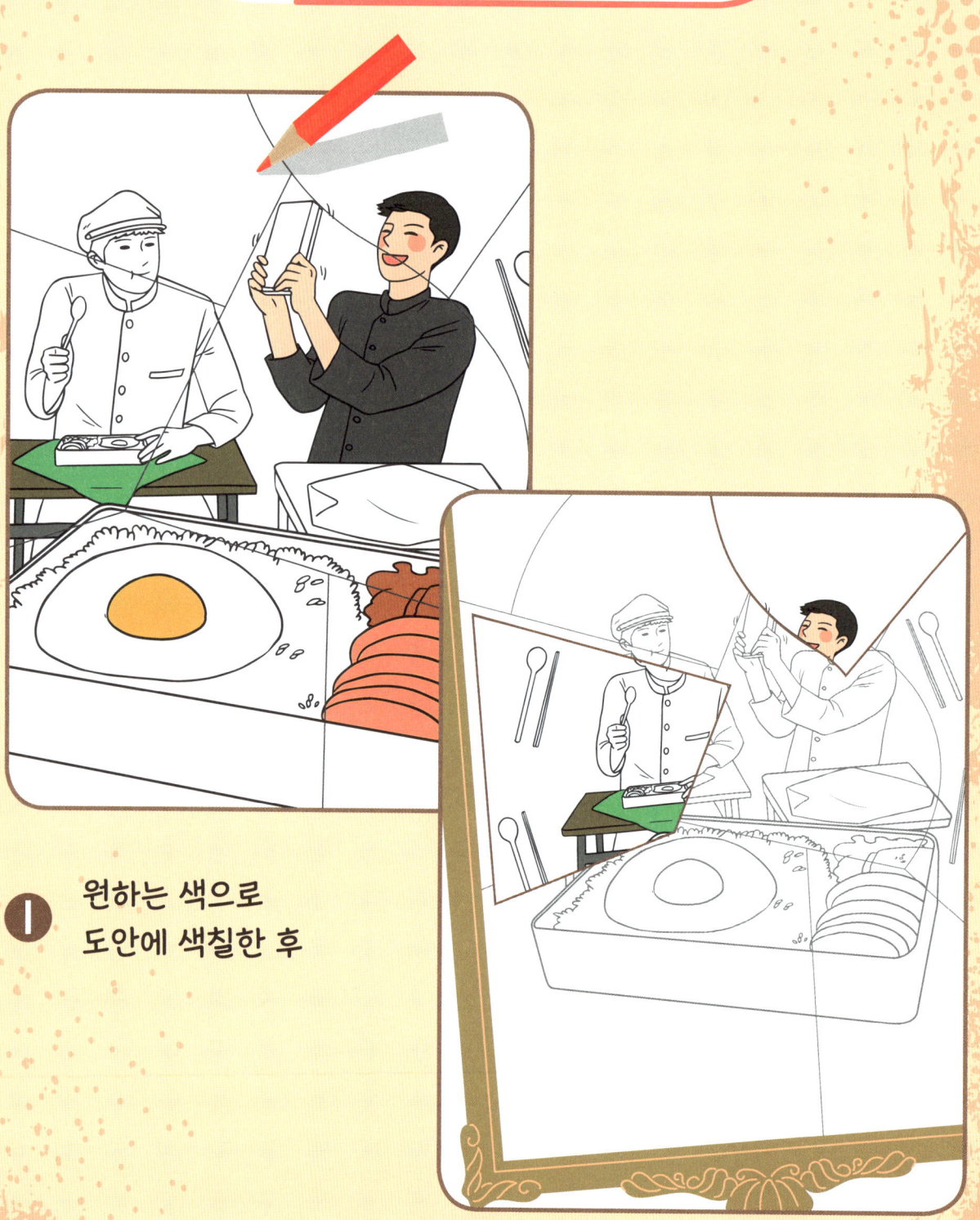

1. 원하는 색으로 도안에 색칠한 후

2. 퍼즐을 오려 뒷면의 퍼즐 판에 맞춰줍니다.

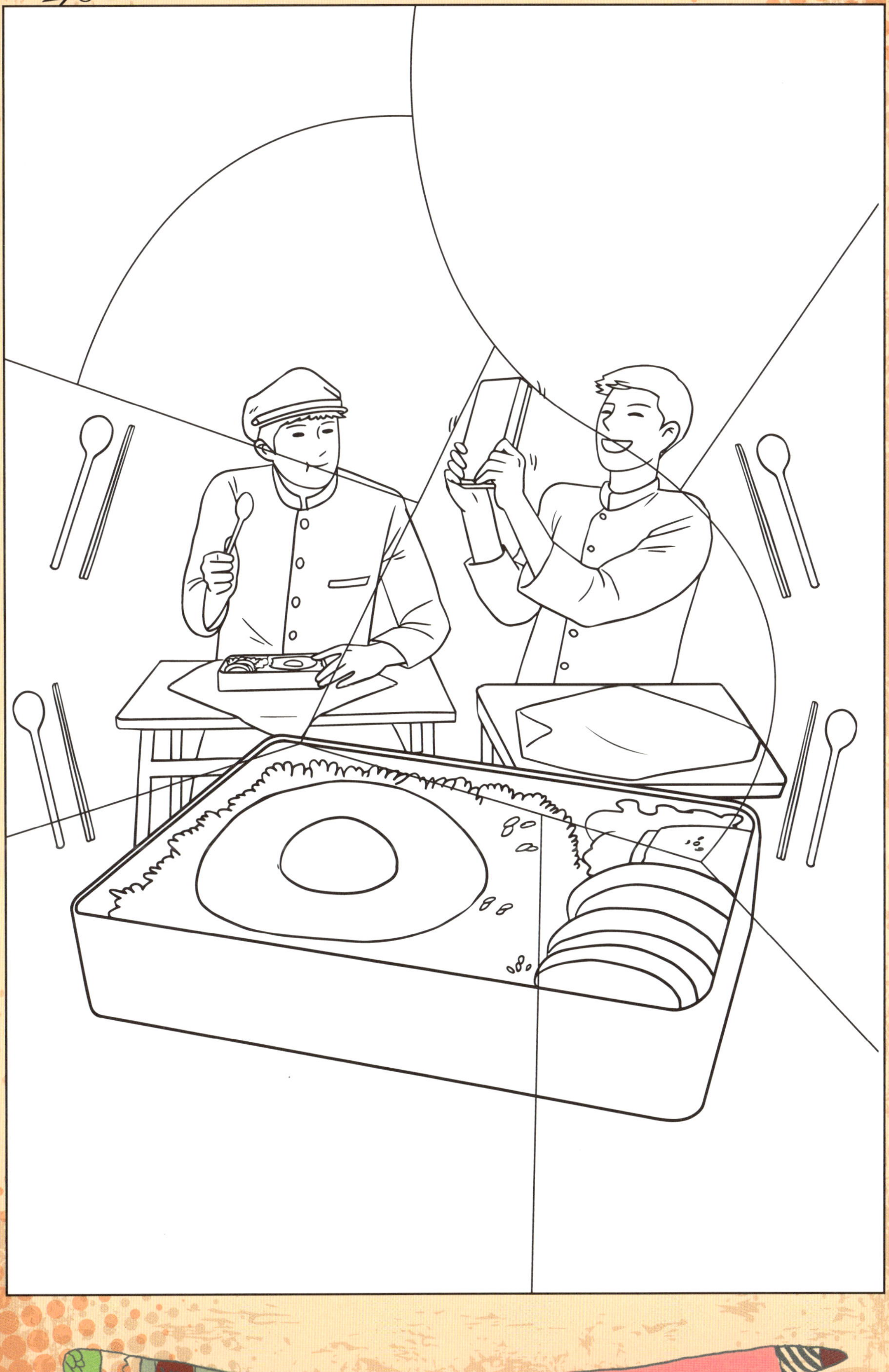

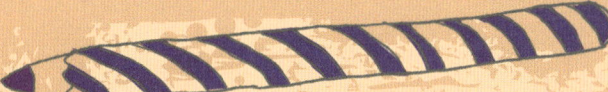
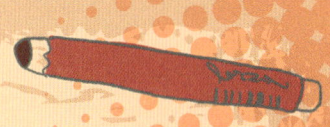
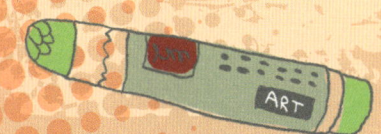
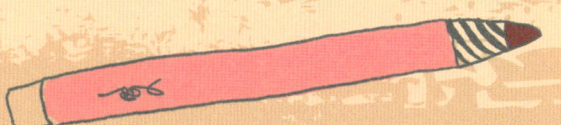

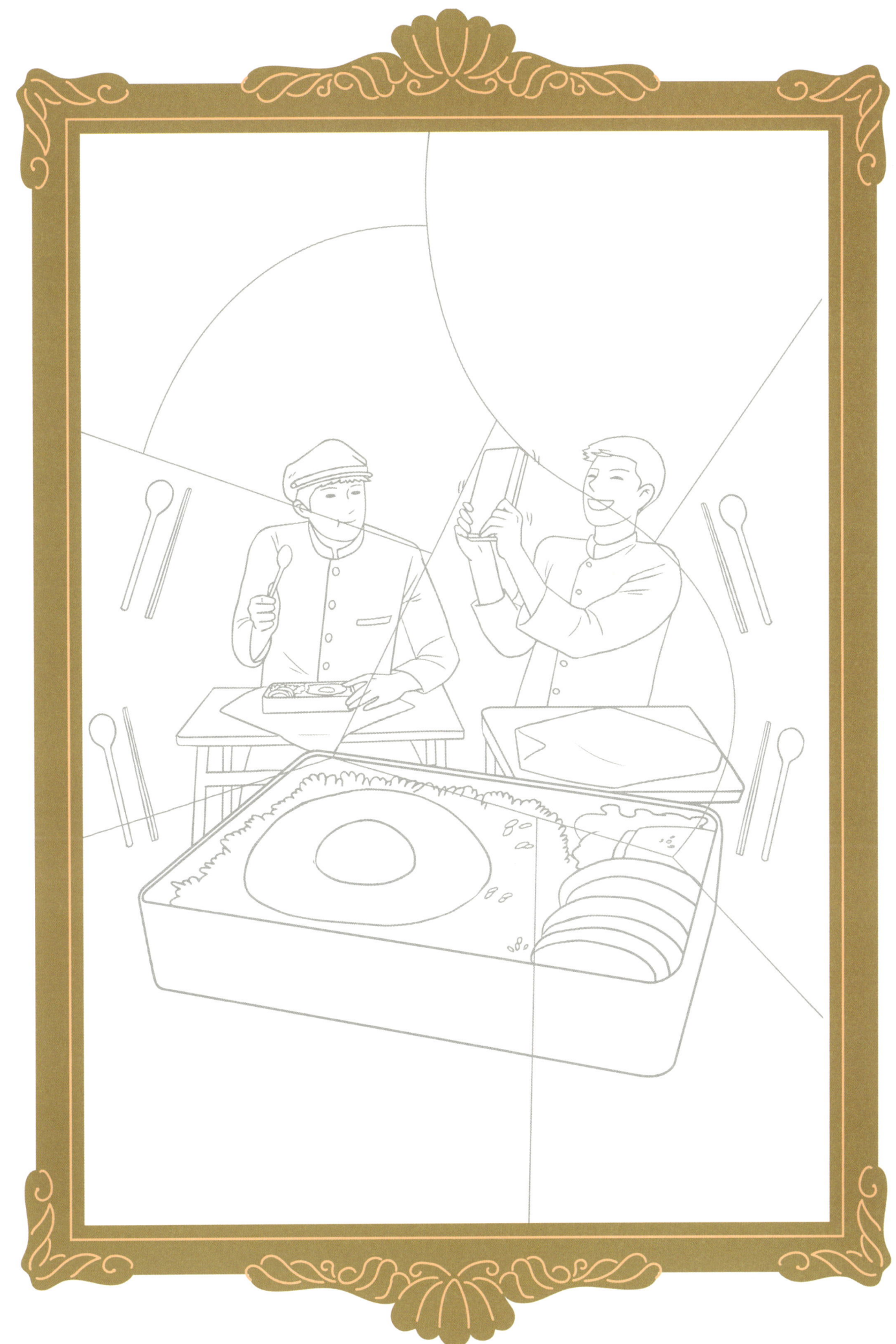

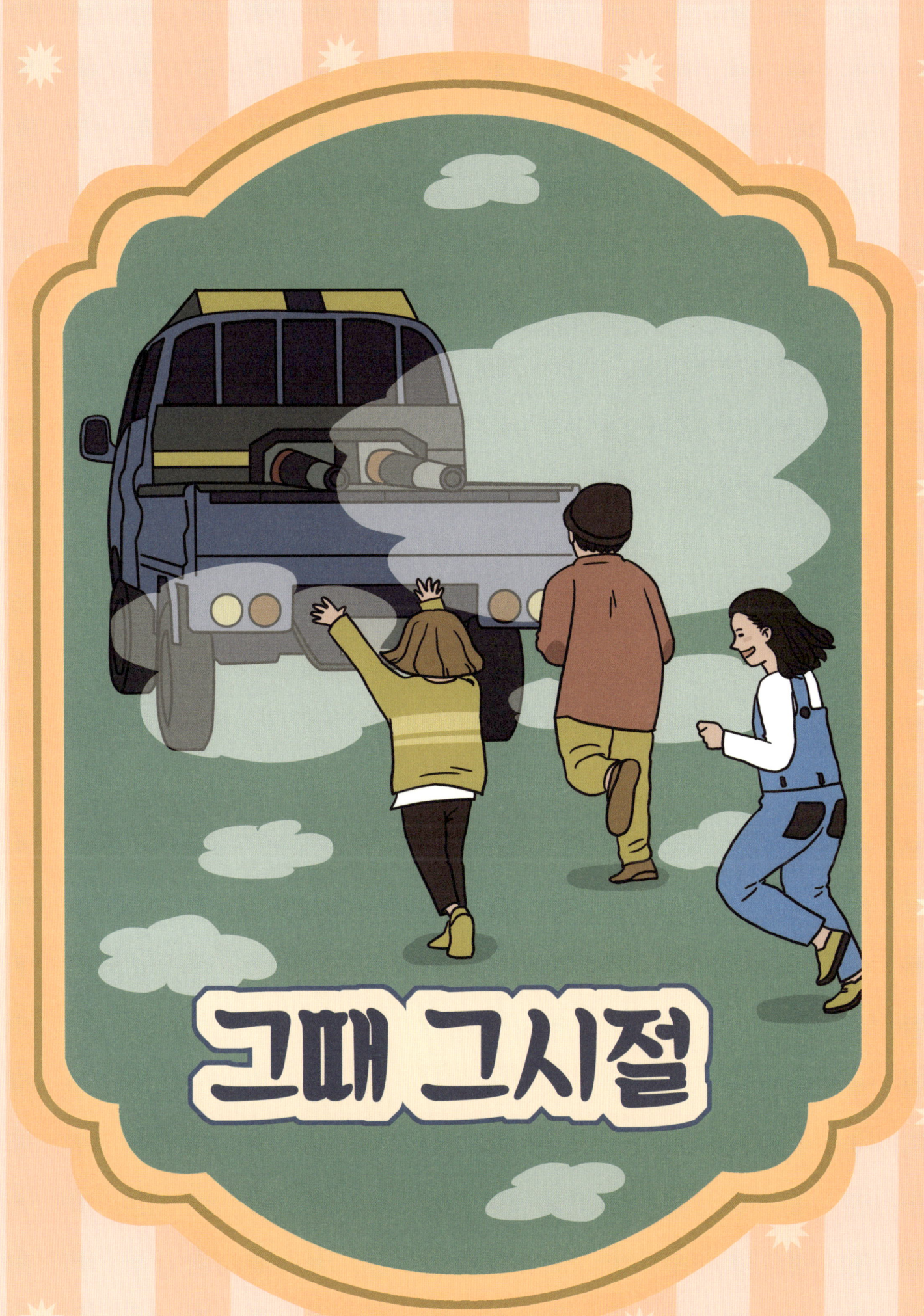

따라 해보세요

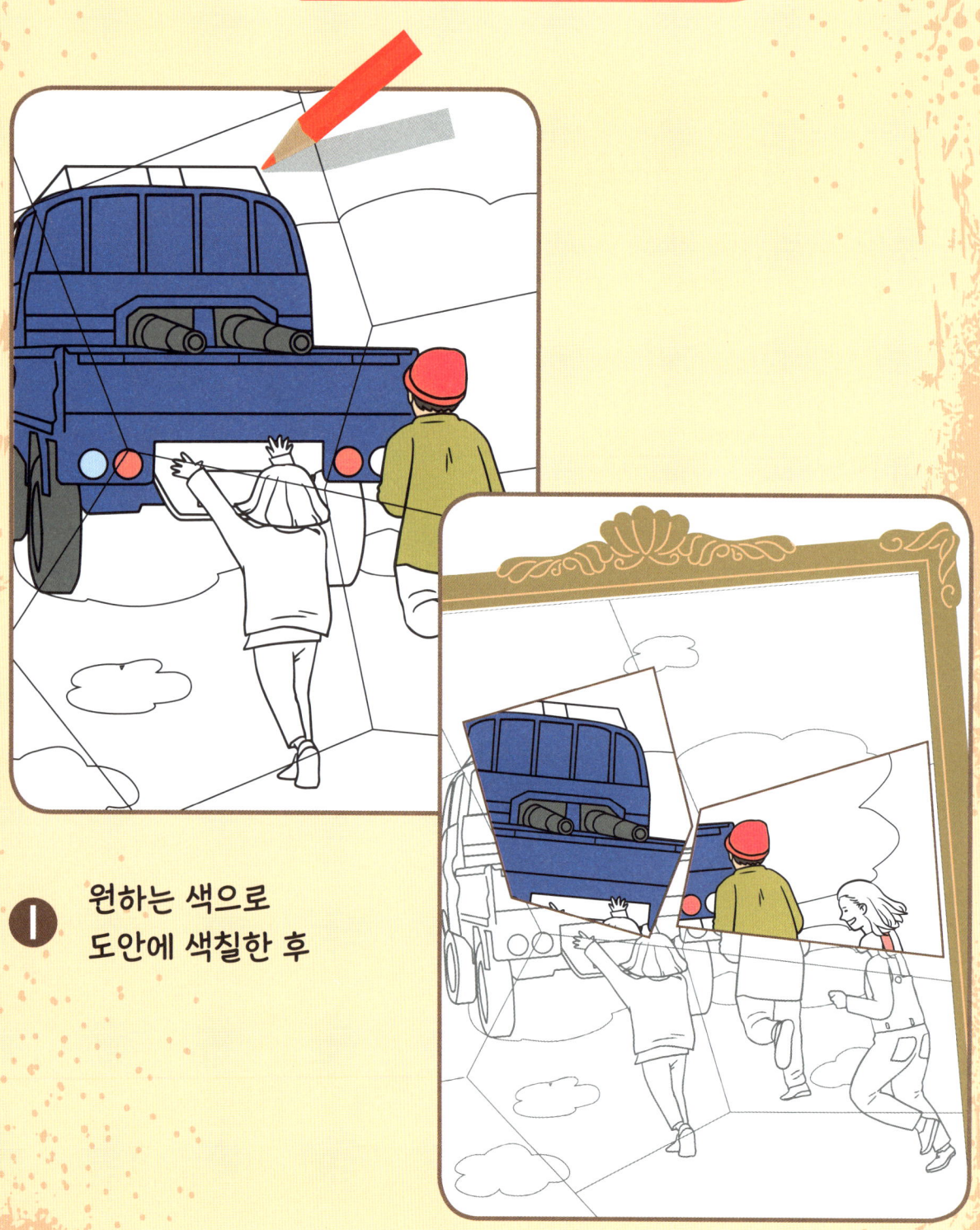

1. 원하는 색으로 도안에 색칠한 후

2. 퍼즐을 오려 뒷면의 퍼즐 판에 맞춰줍니다.

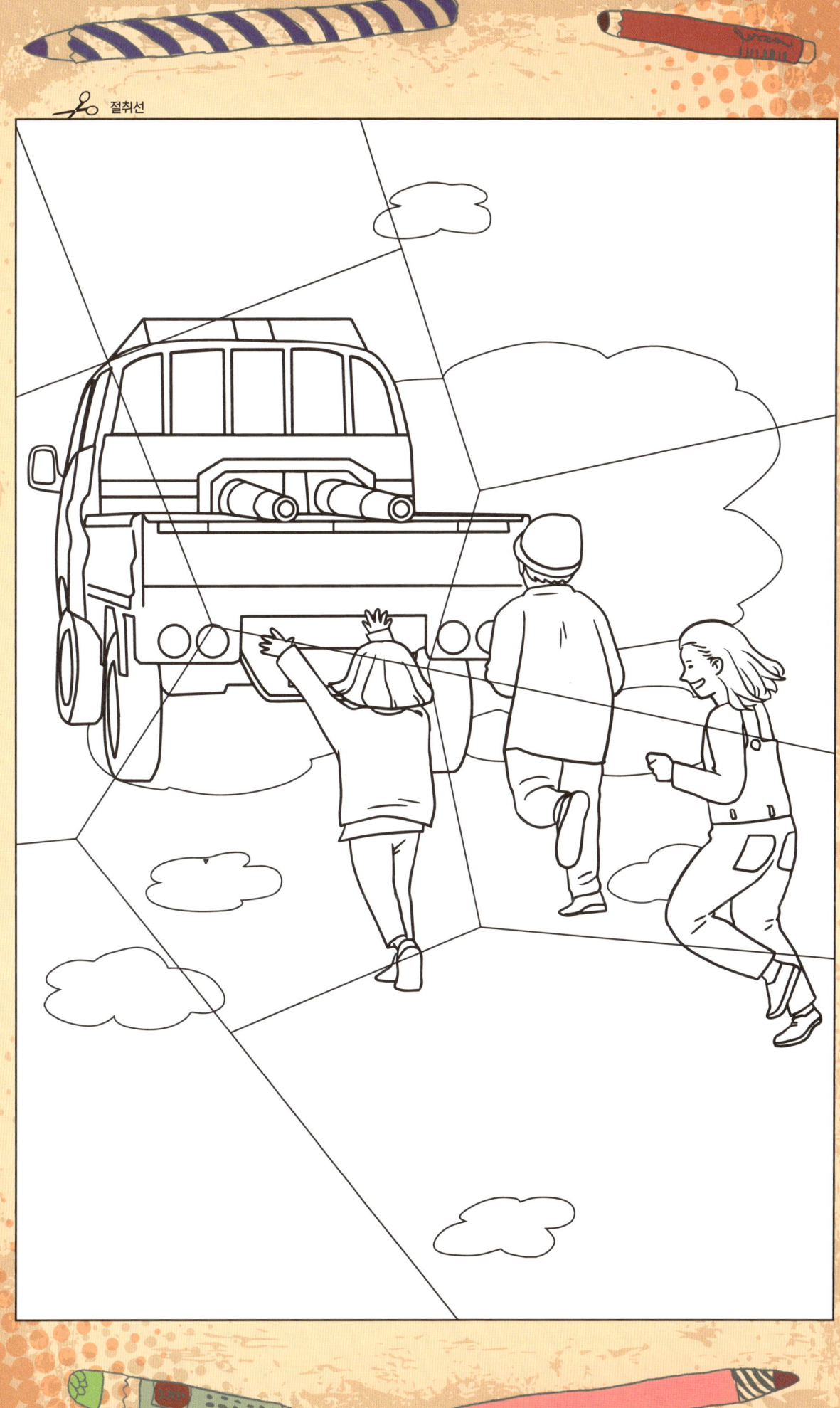

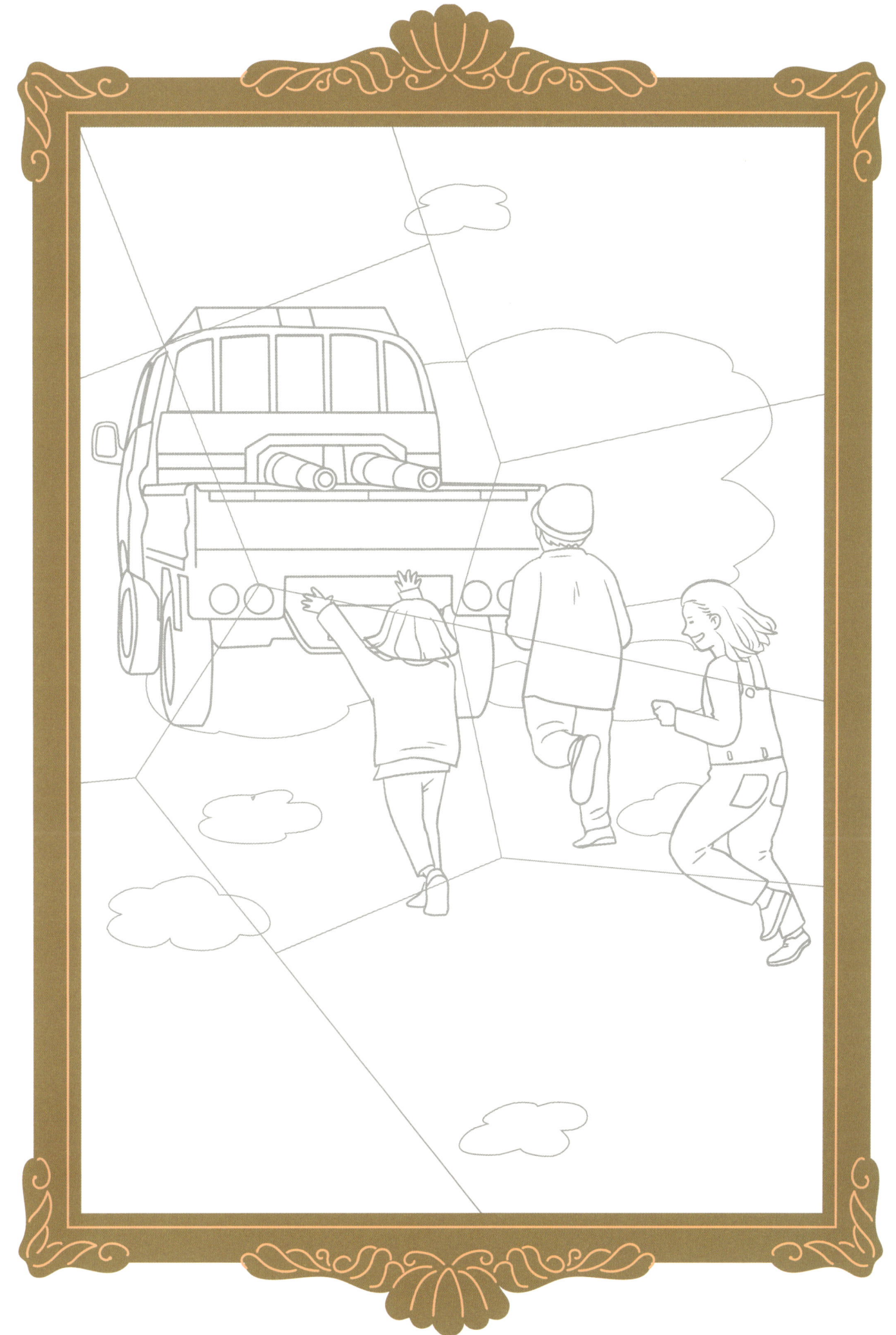

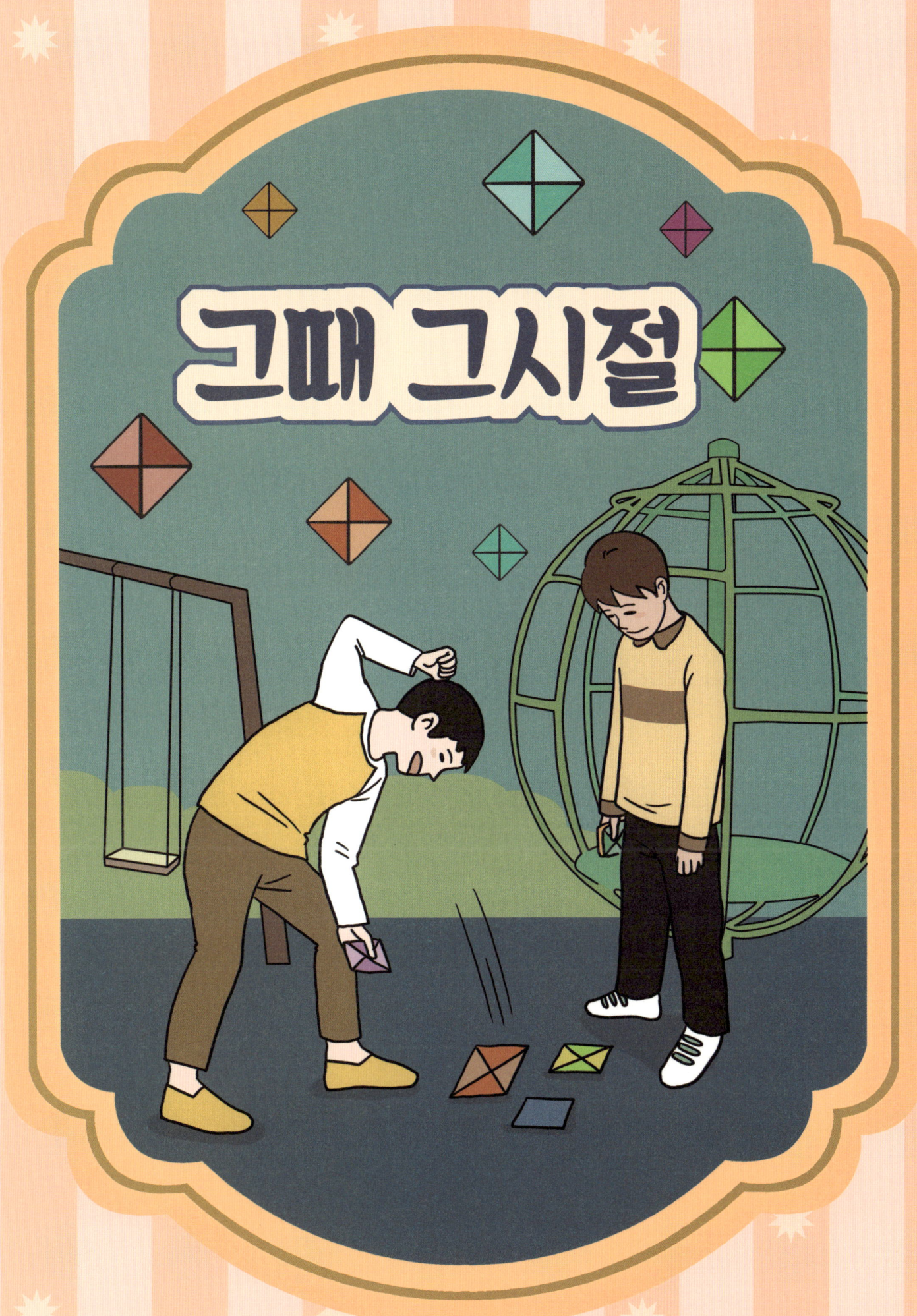

따라 해보세요

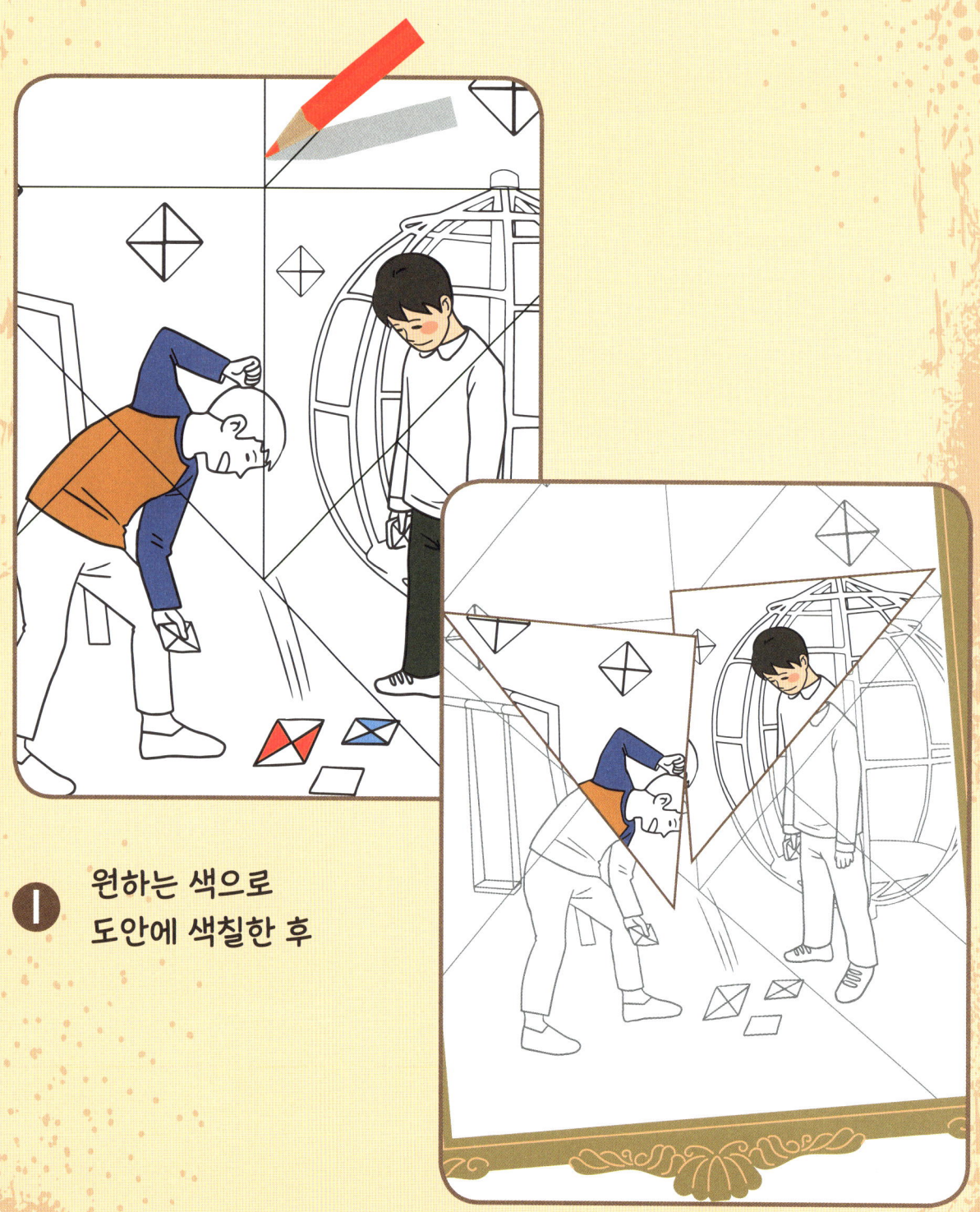

1. 원하는 색으로 도안에 색칠한 후

2. 퍼즐을 오려 뒷면의 퍼즐 판에 맞춰줍니다.

절취선

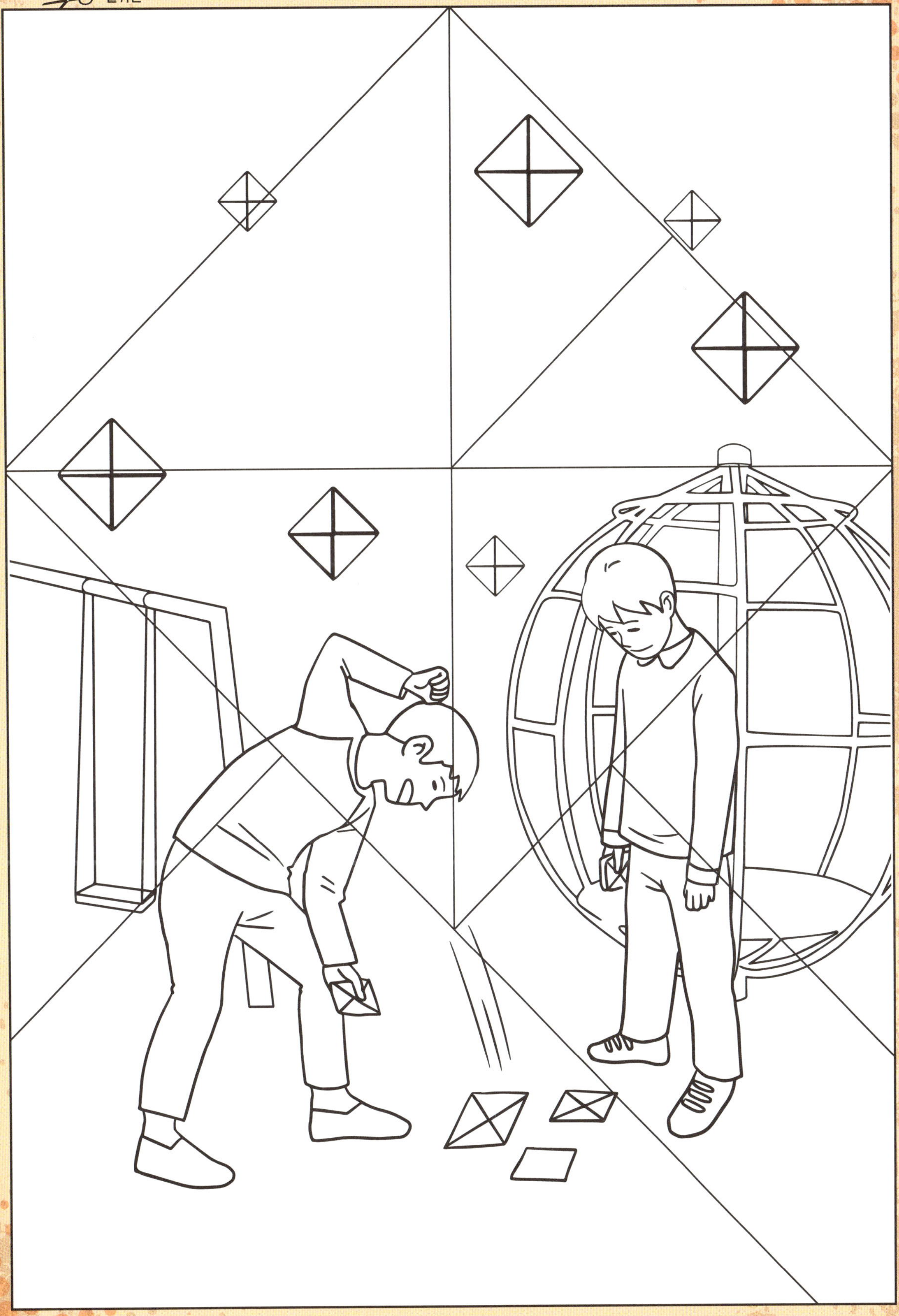

절취선

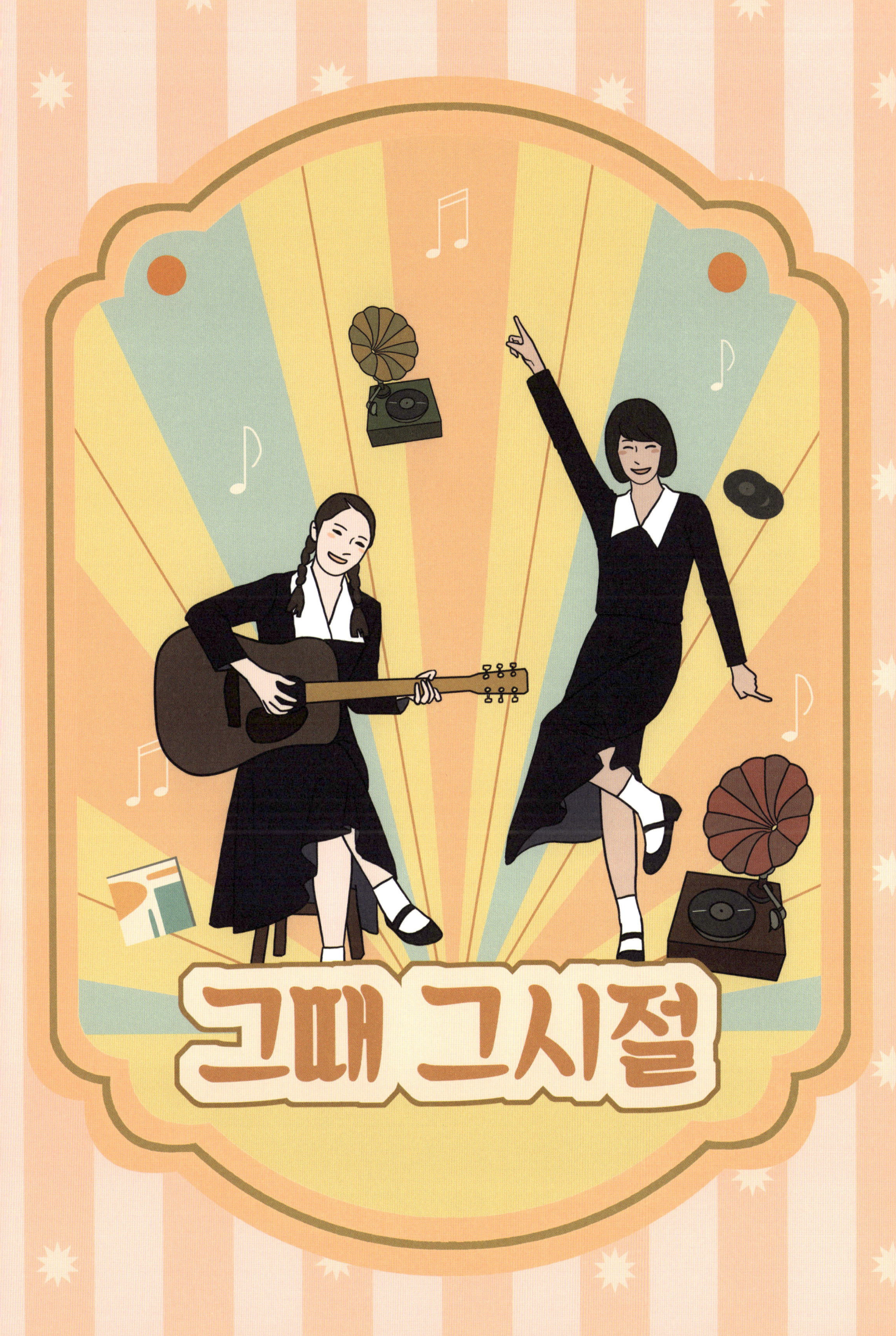

따라 해보세요

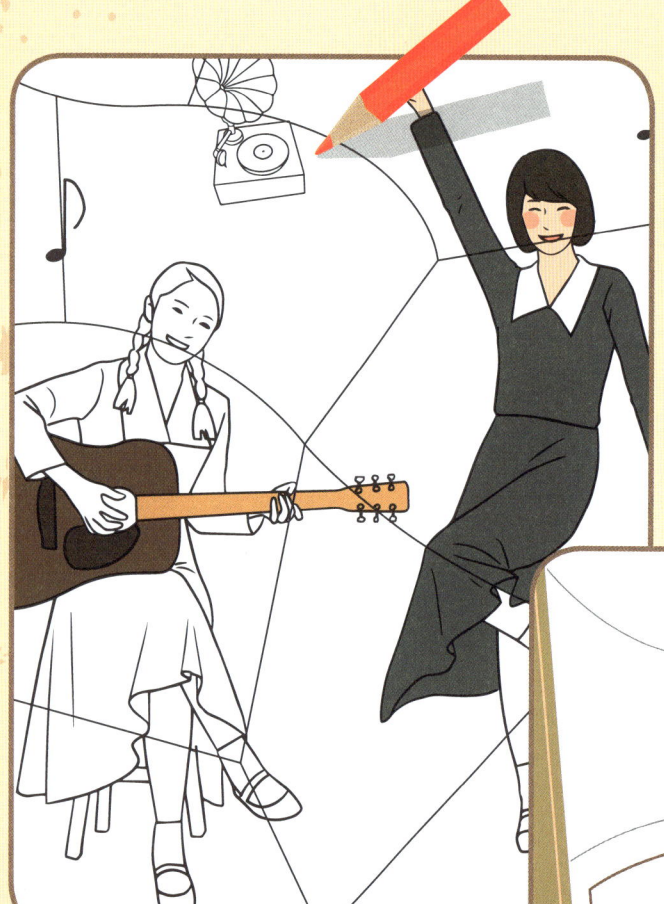

❶ 원하는 색으로
  도안에 색칠한 후

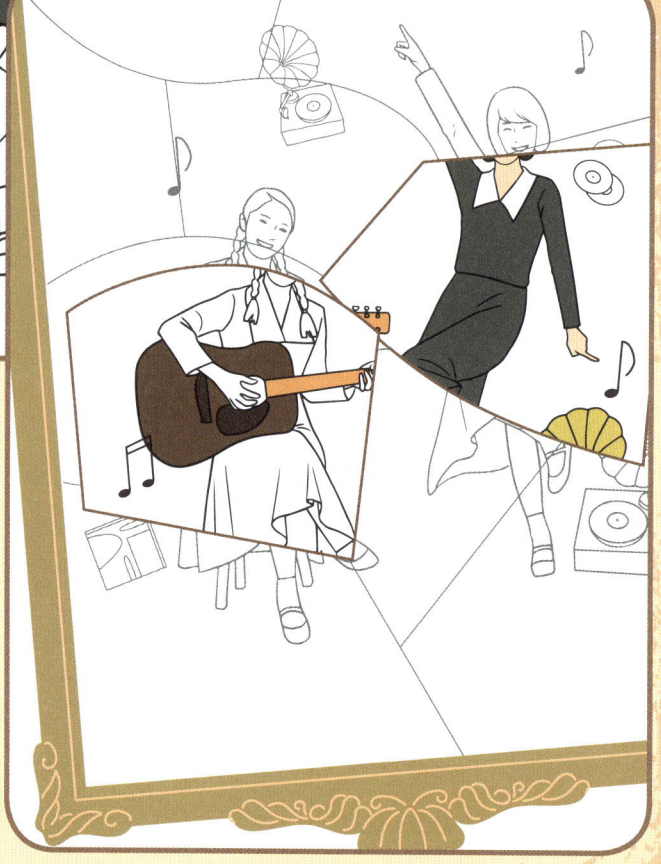

❷ 퍼즐을 오려
  뒷면의 퍼즐 판에 맞춰줍니다.

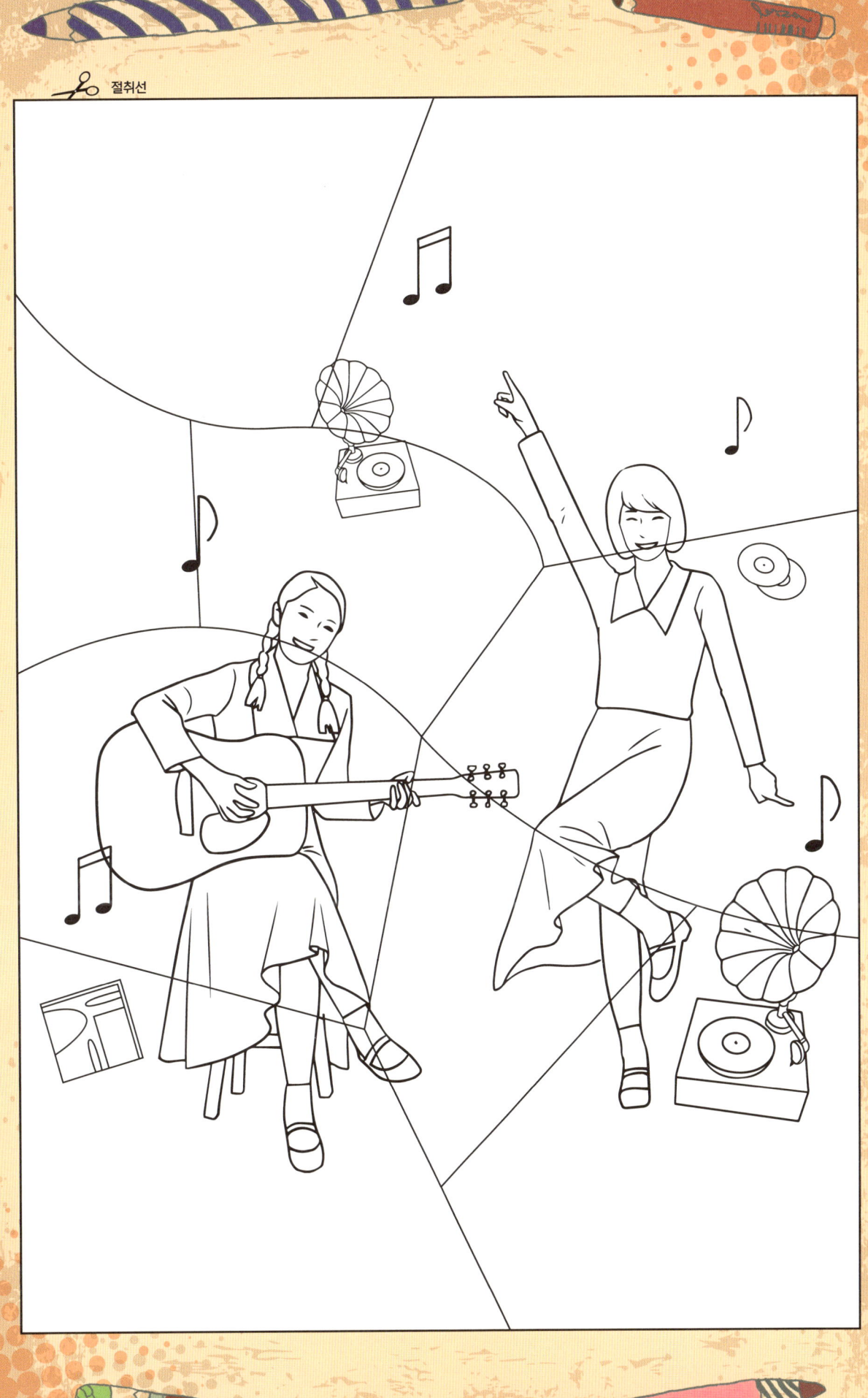

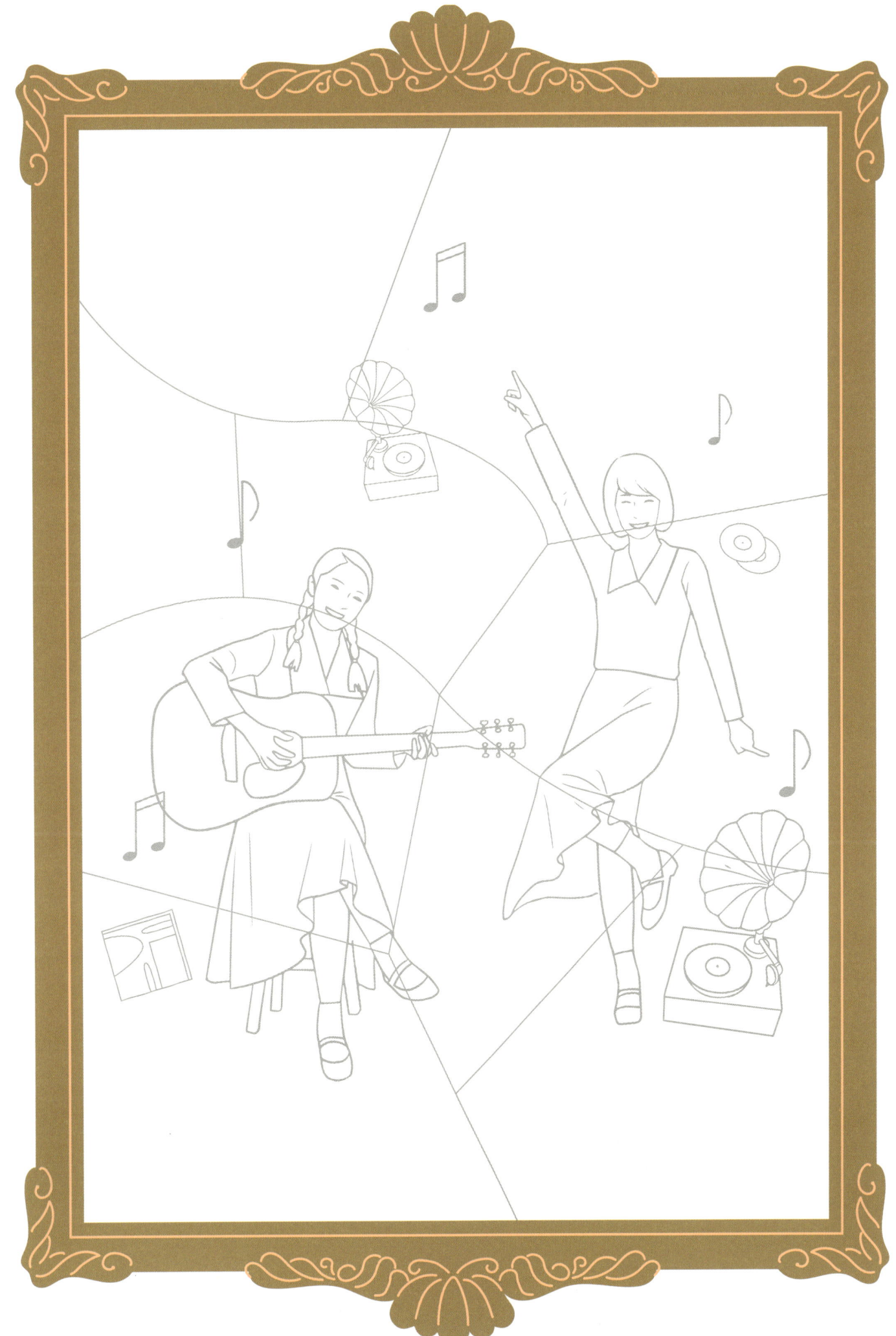

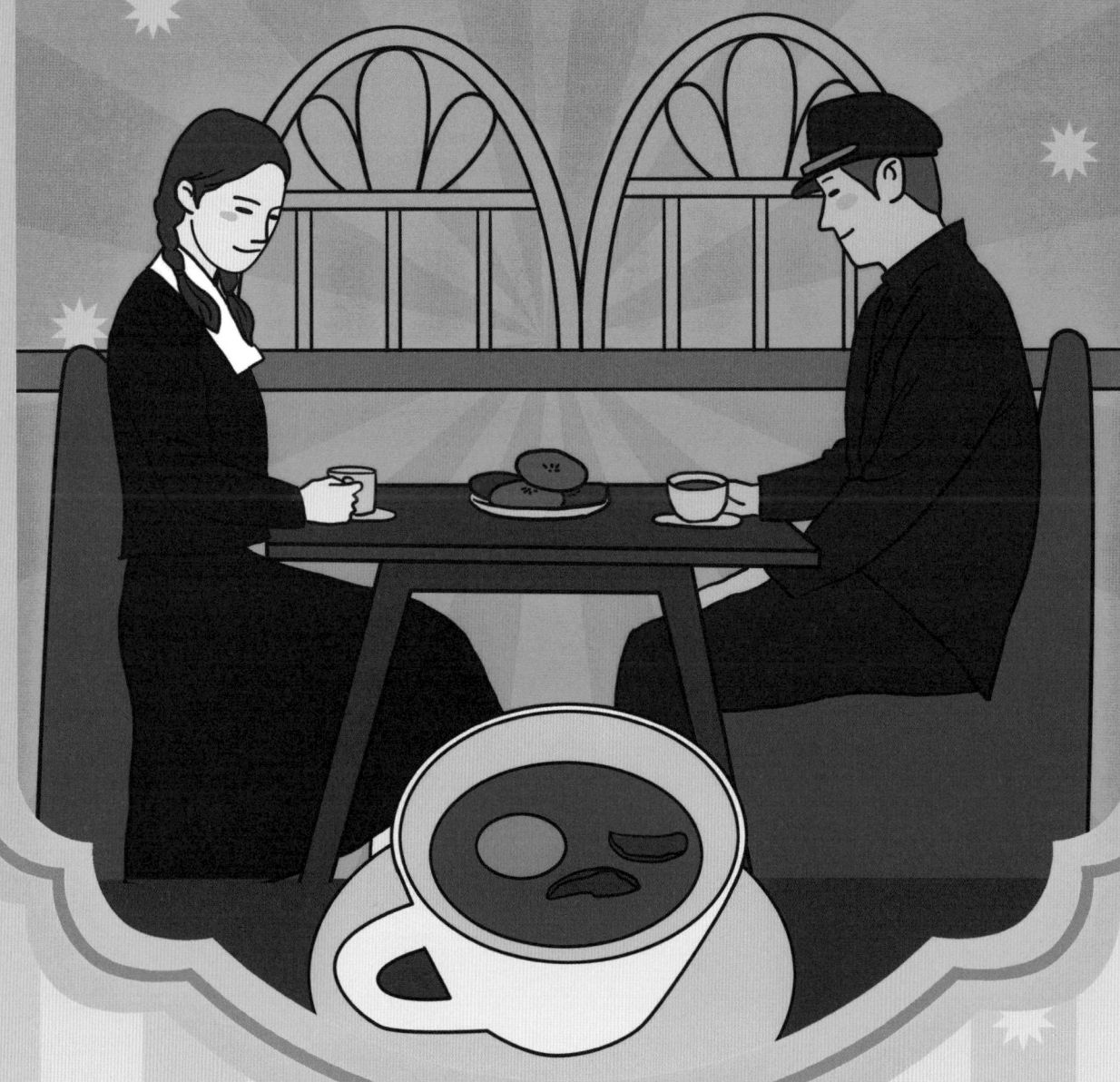

따라 해보세요

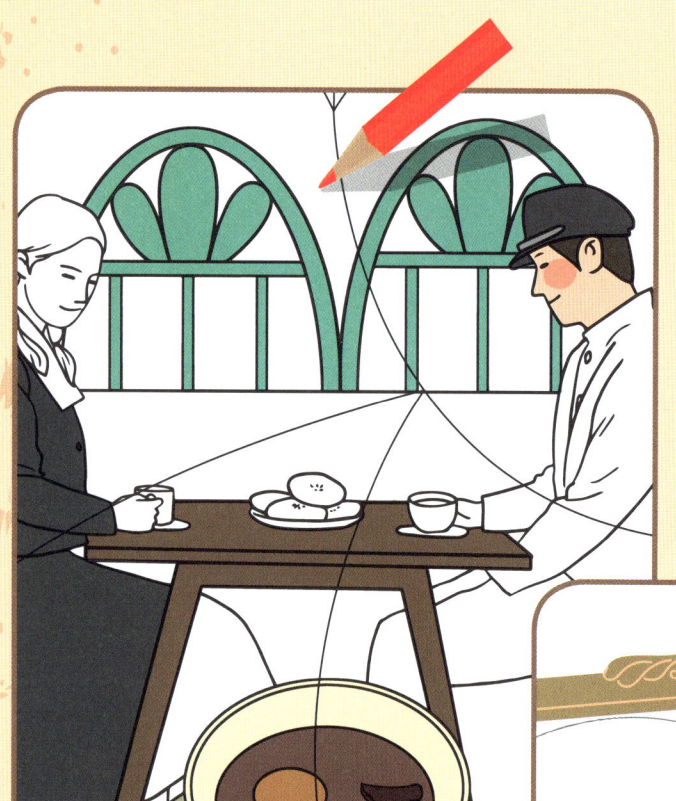

❶ 원하는 색으로
도안에 색칠한 후

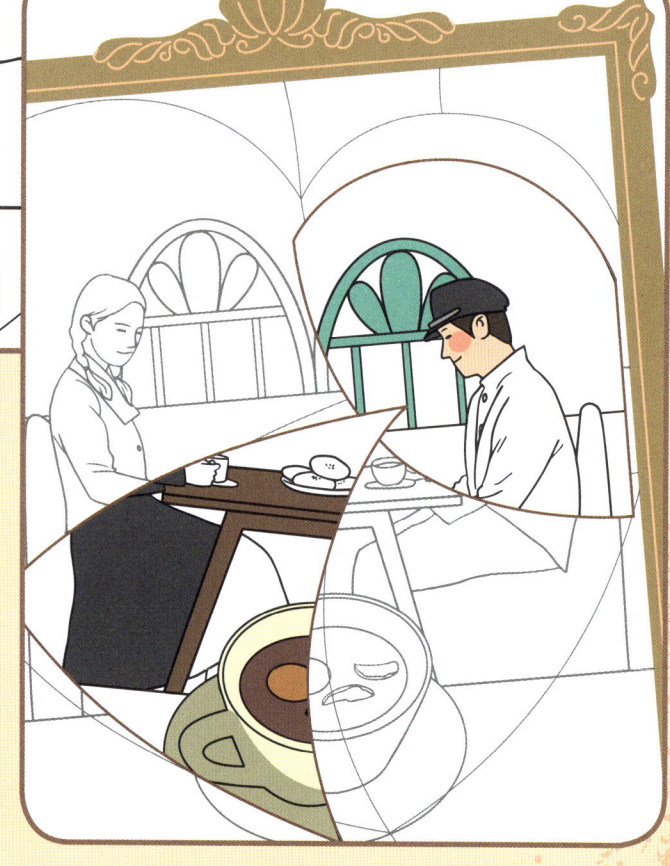

❷ 퍼즐을 오려
뒷면의 퍼즐 판에 맞춰줍니다.

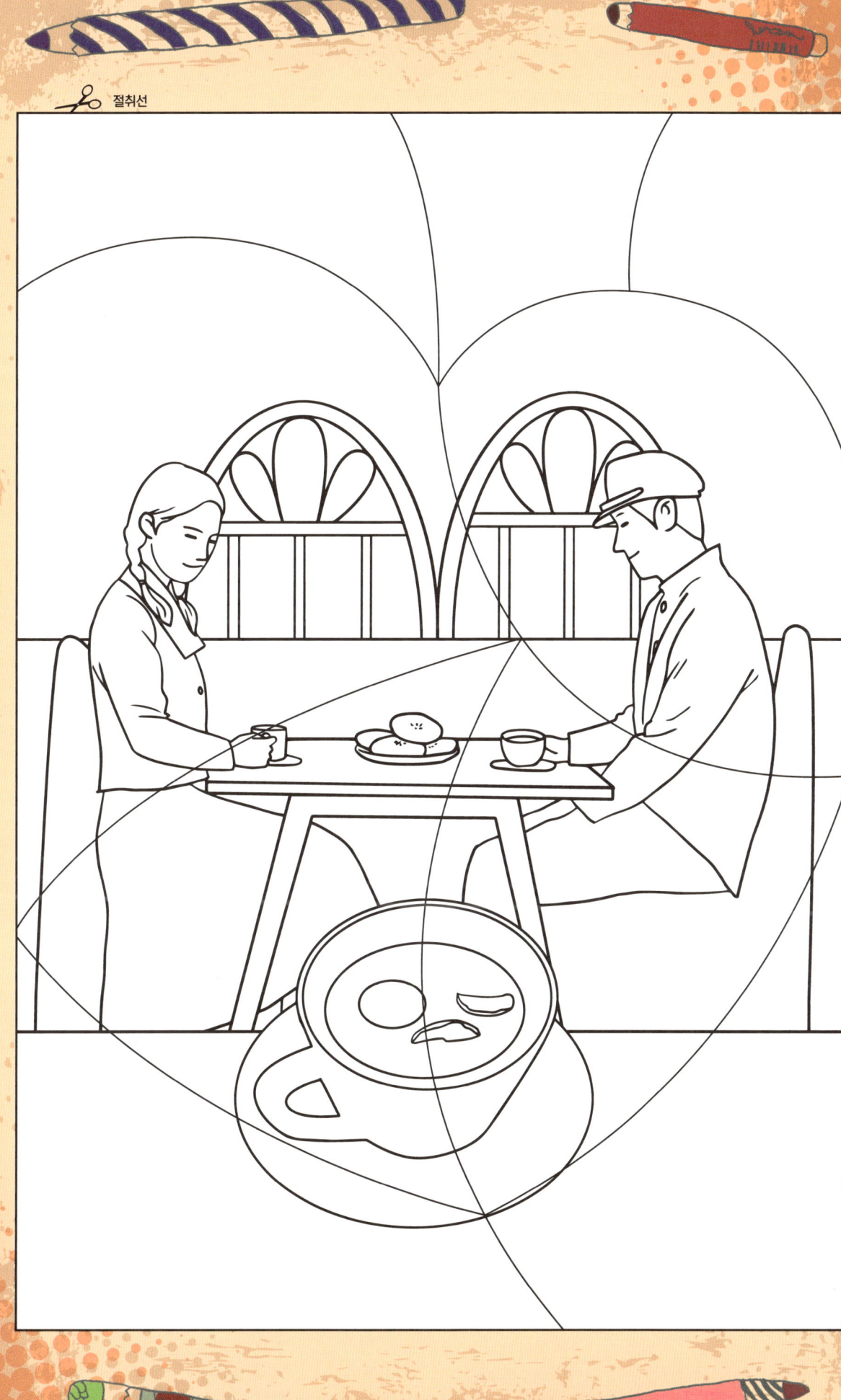

절취선

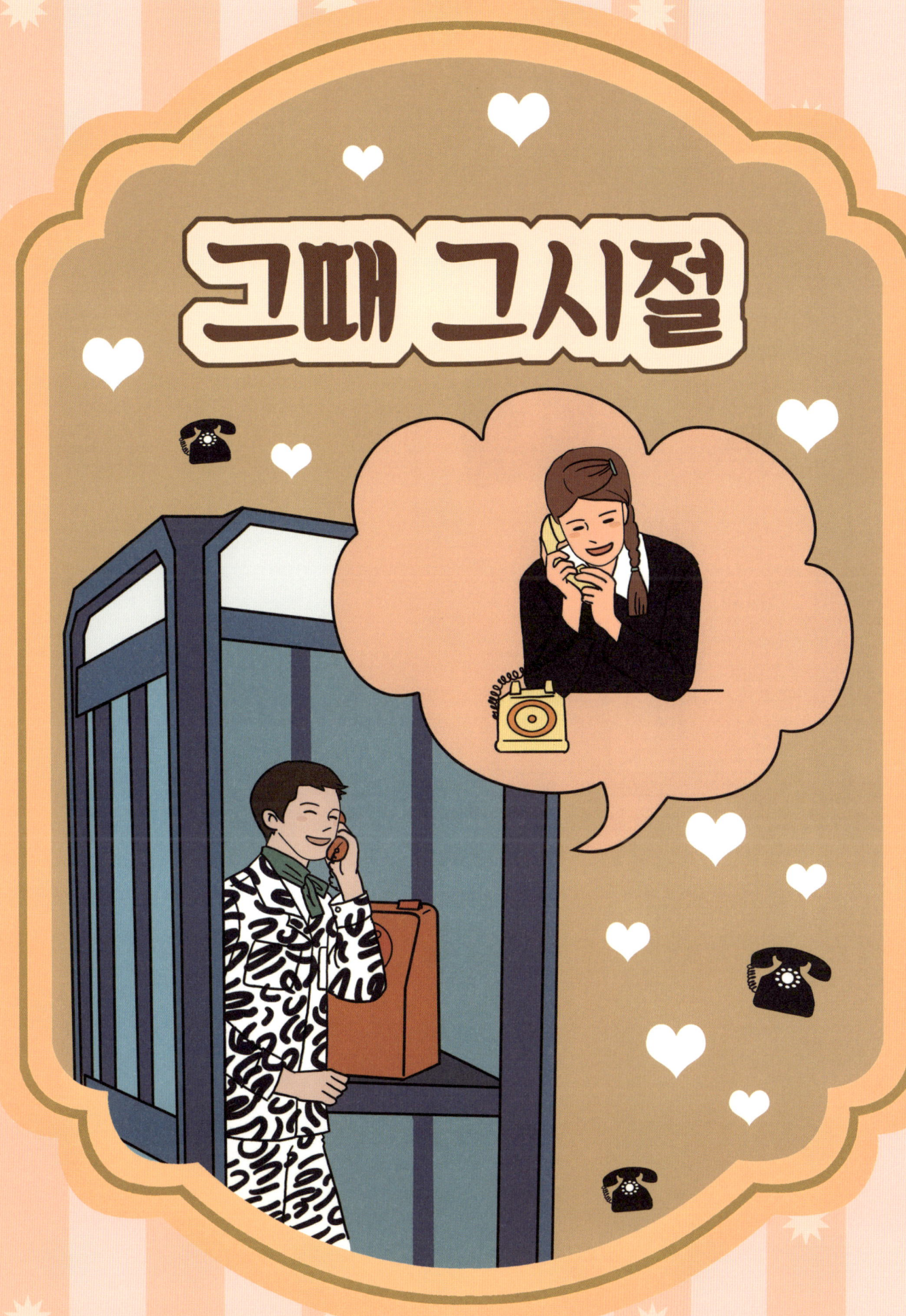

따라 해보세요

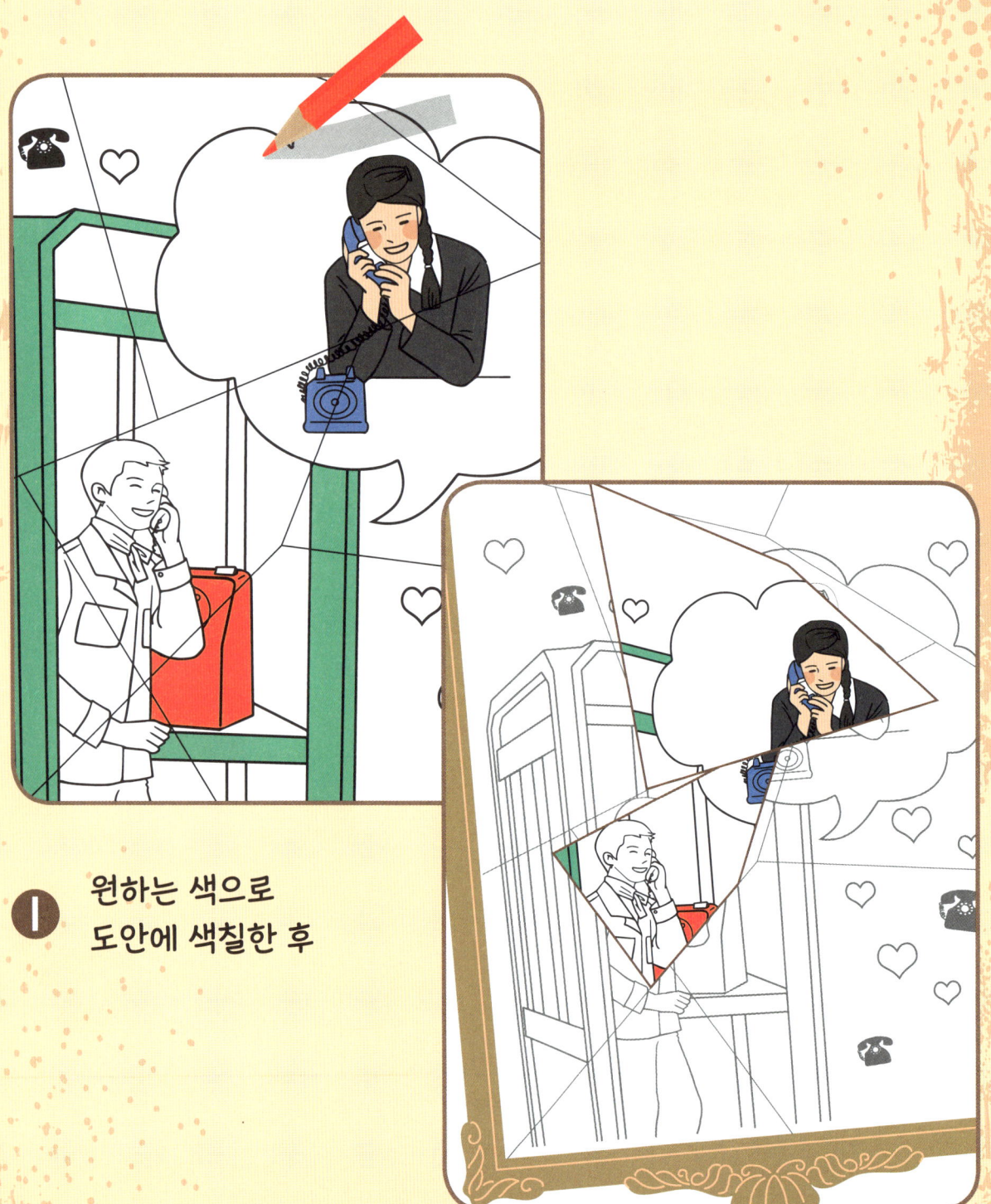

1. 원하는 색으로 도안에 색칠한 후

2. 퍼즐을 오려 뒷면의 퍼즐 판에 맞춰줍니다.

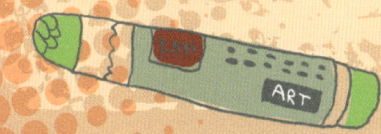
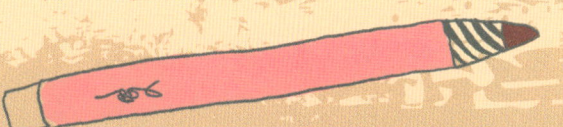

절취선

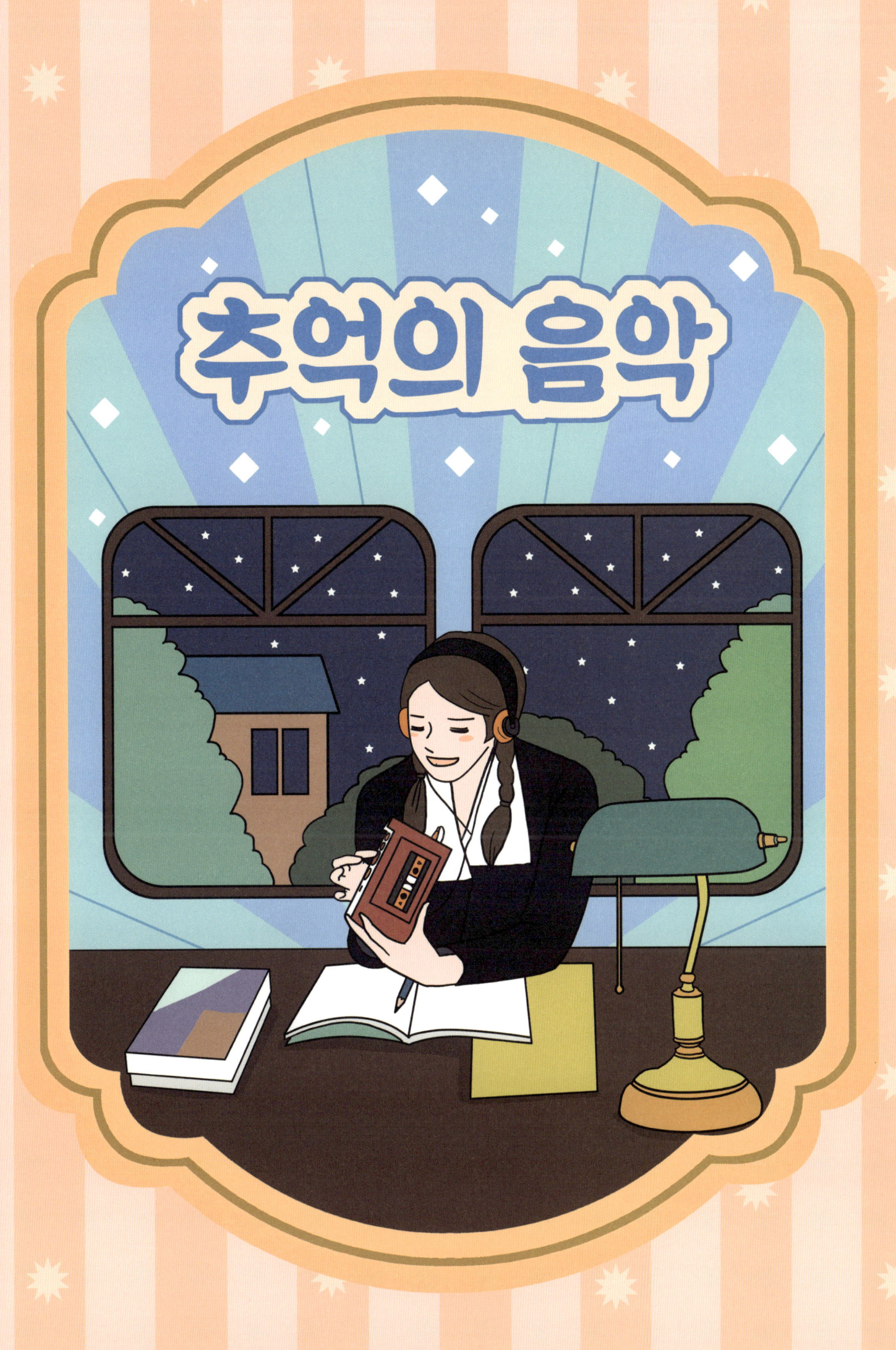

따라 해보세요

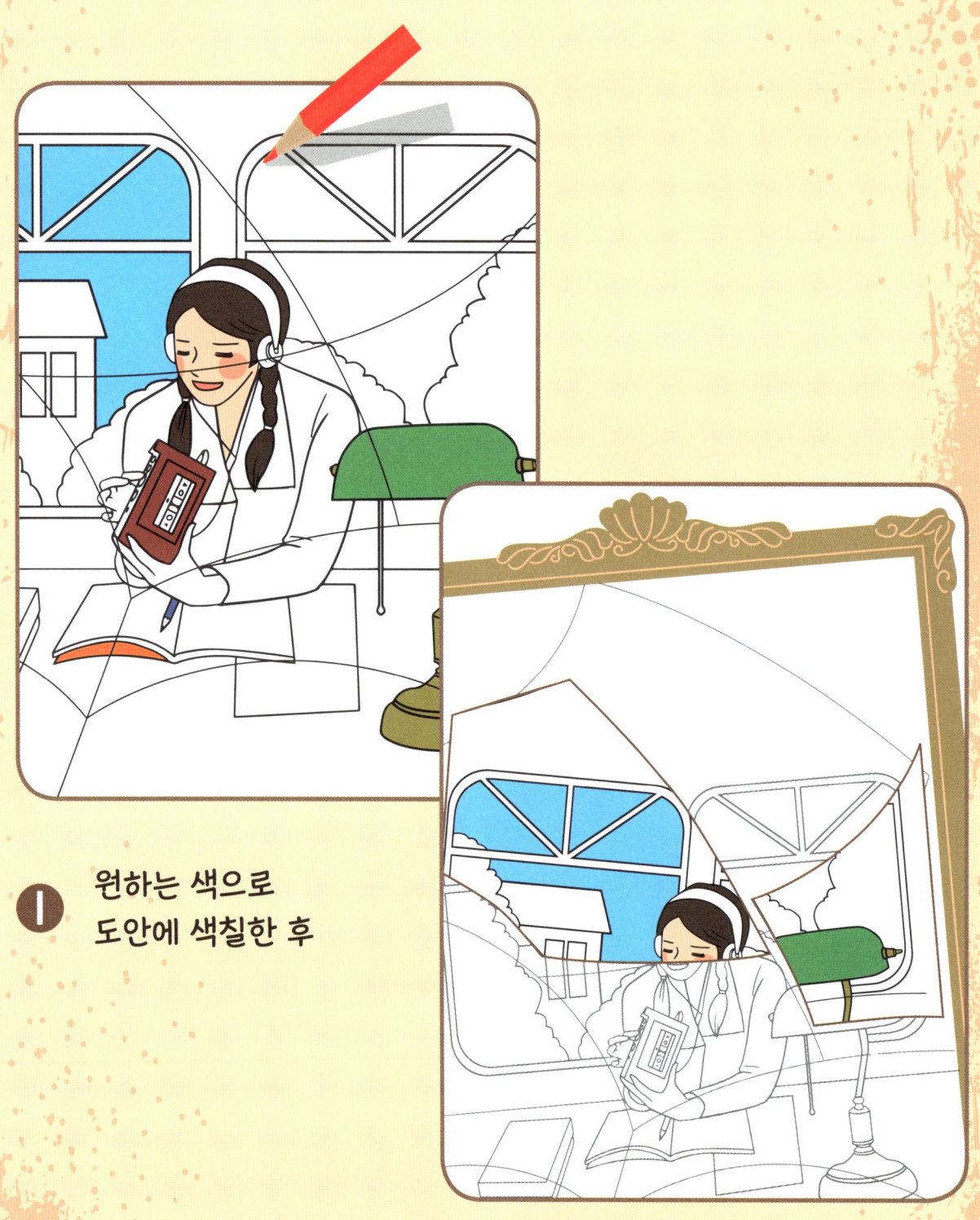

1. 원하는 색으로 도안에 색칠한 후

2. 퍼즐을 오려 뒷면의 퍼즐 판에 맞춰줍니다.

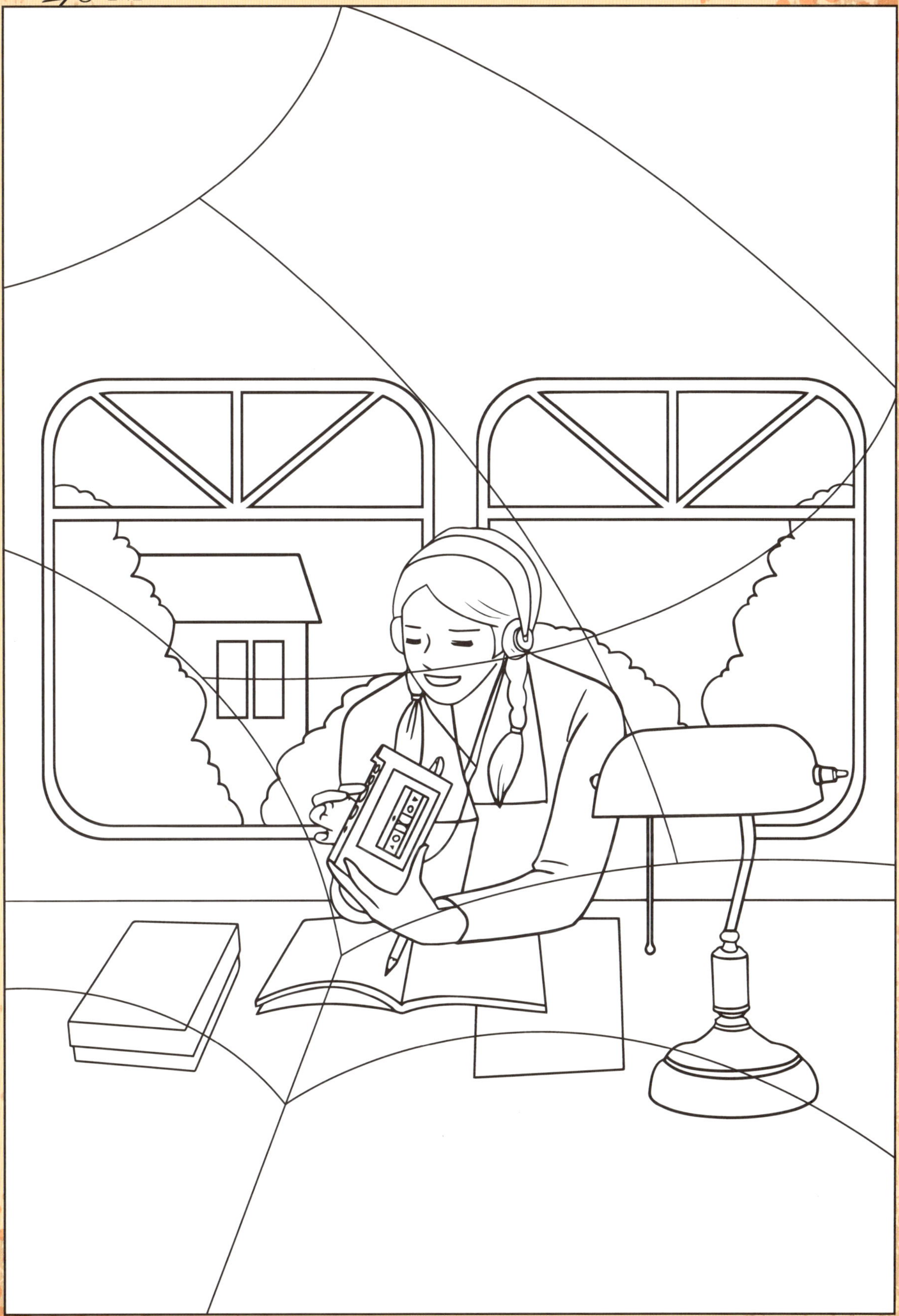

절취선

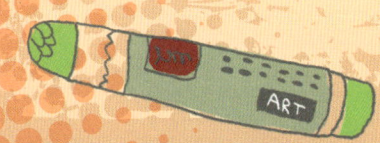
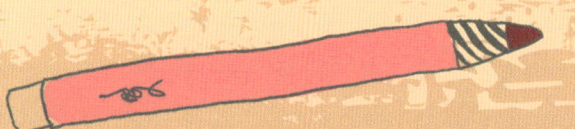

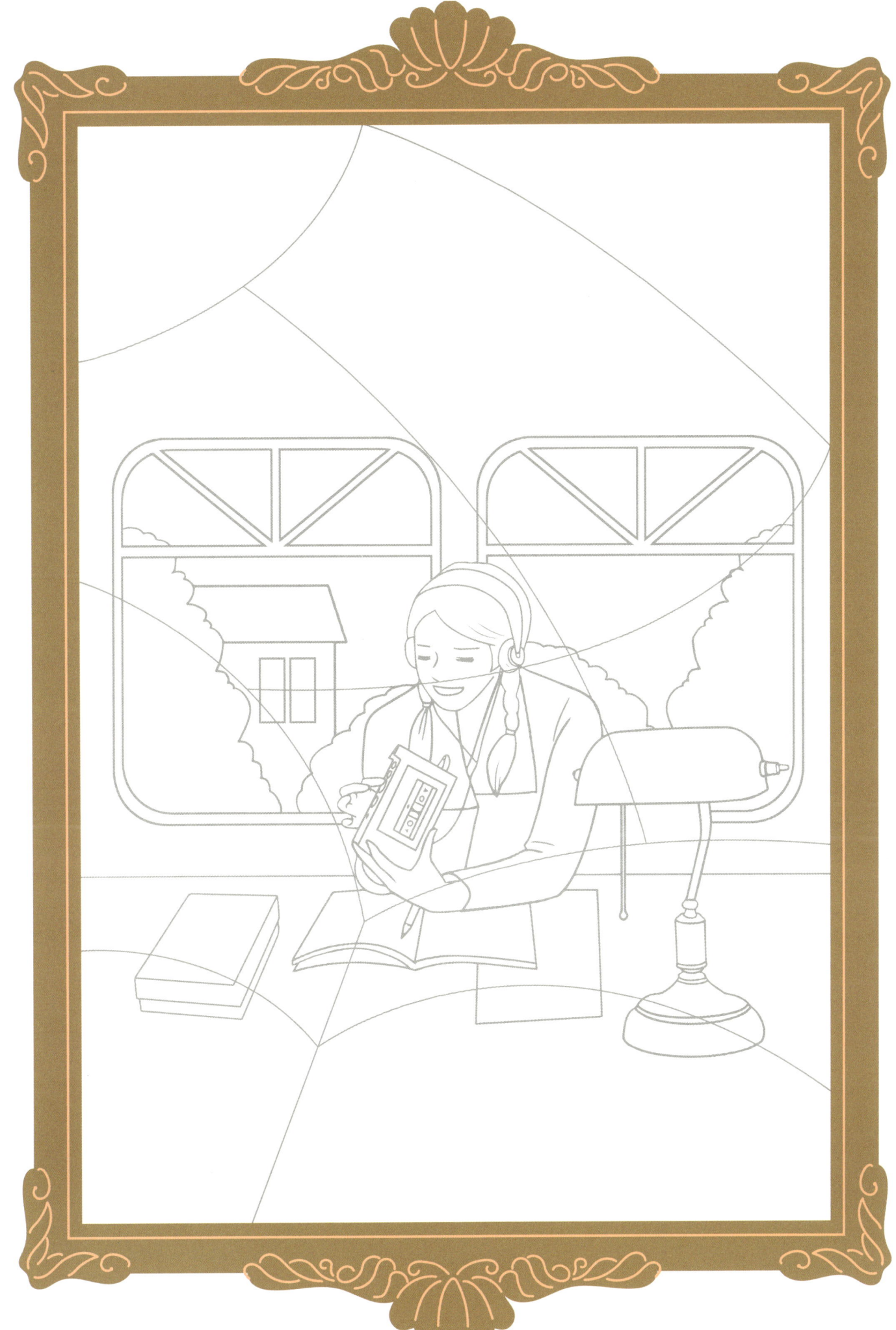

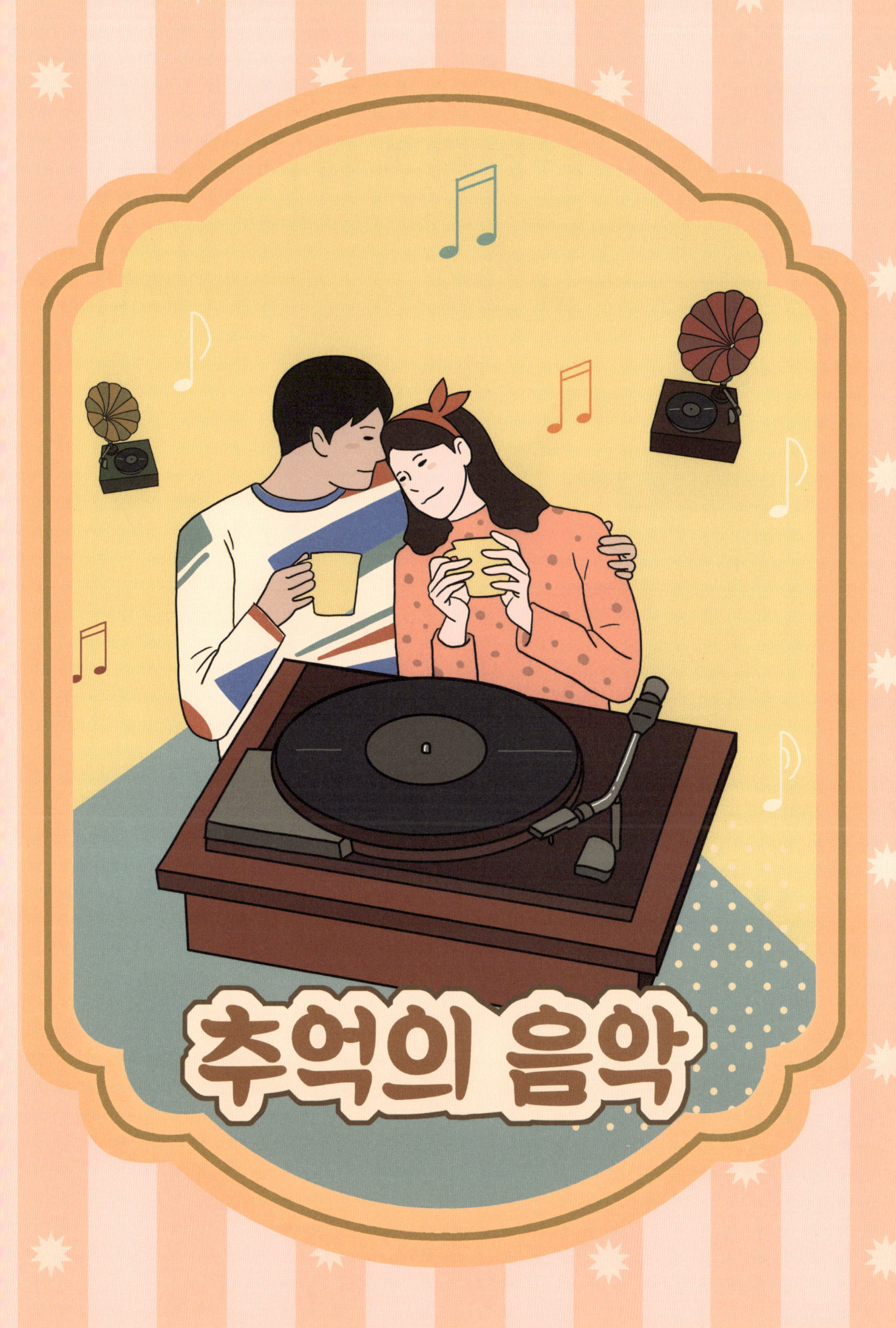

따라 해보세요

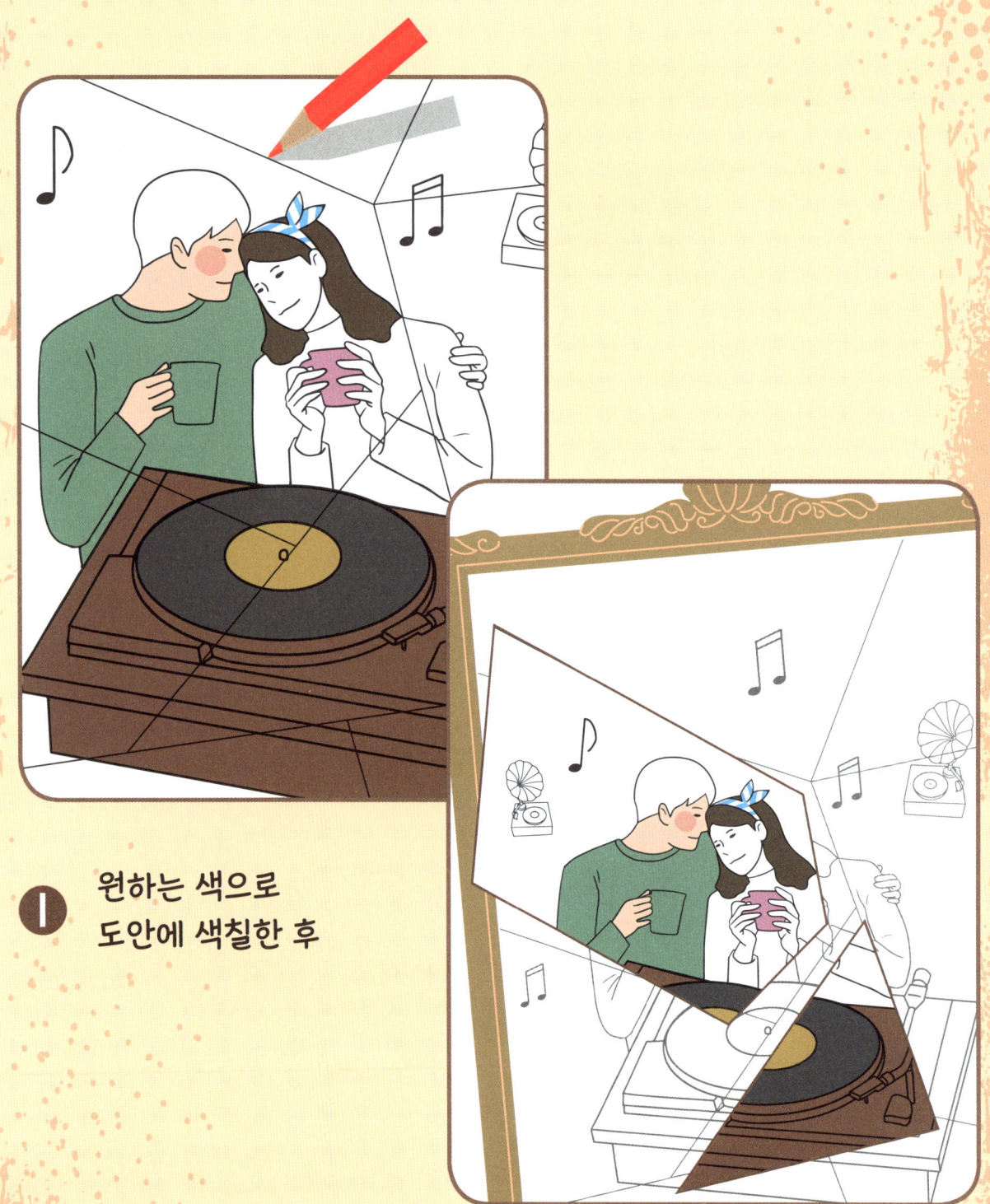

① 원하는 색으로 도안에 색칠한 후

② 퍼즐을 오려 뒷면의 퍼즐 판에 맞춰줍니다.

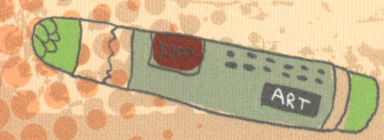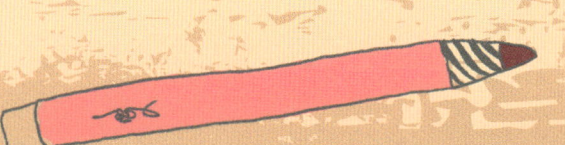

절취선

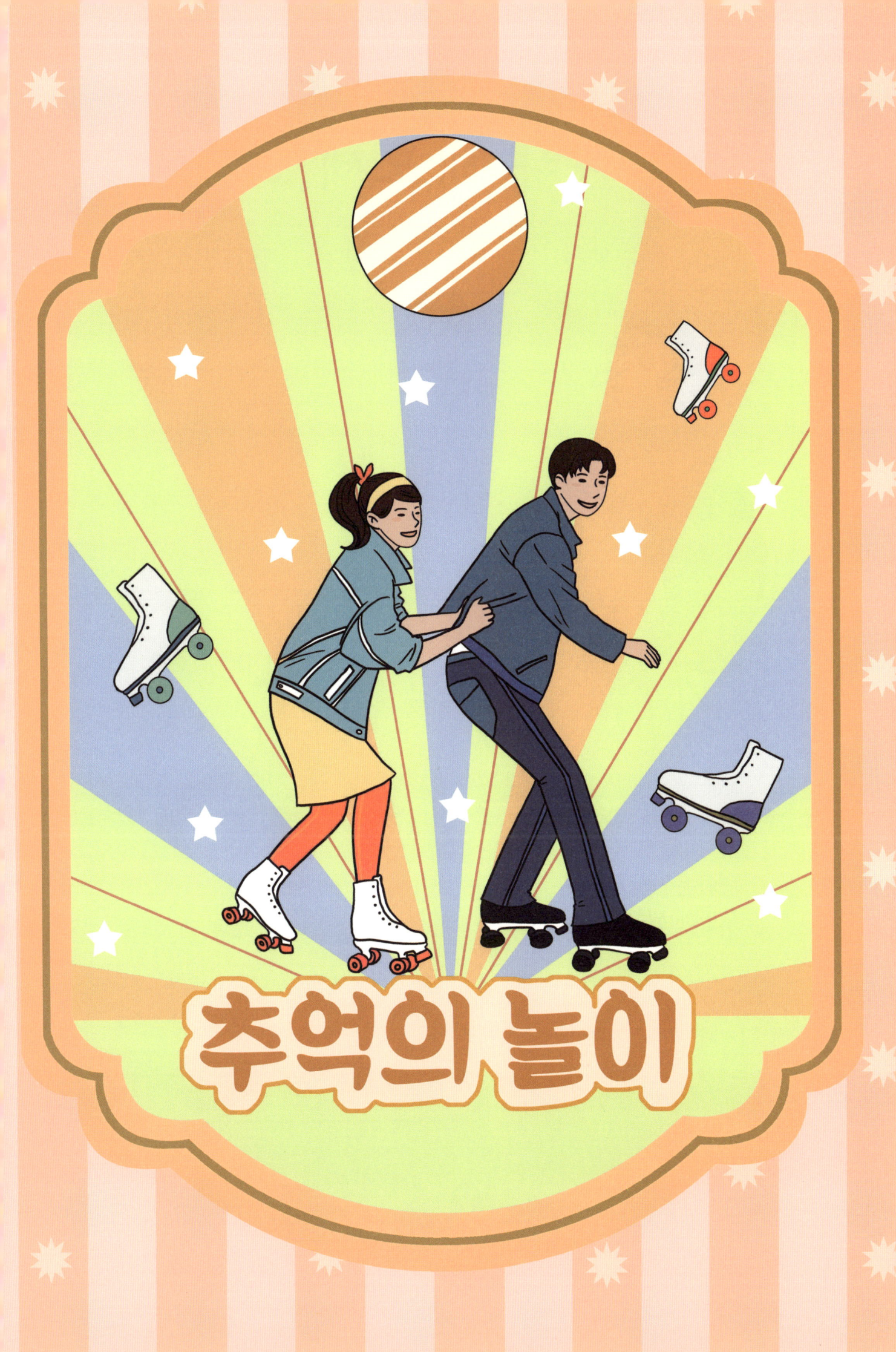

따라 해보세요

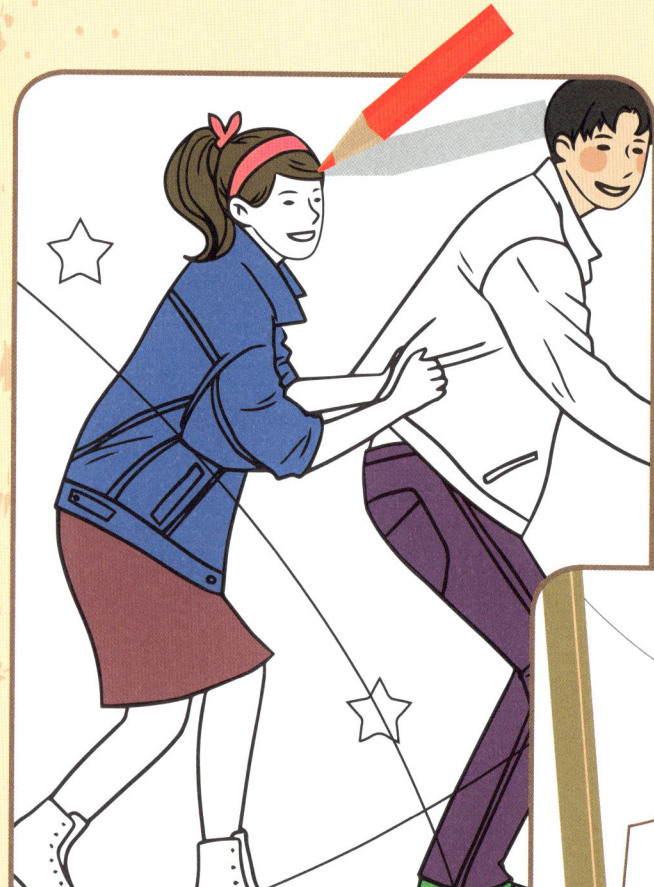

1. 원하는 색으로 도안에 색칠한 후

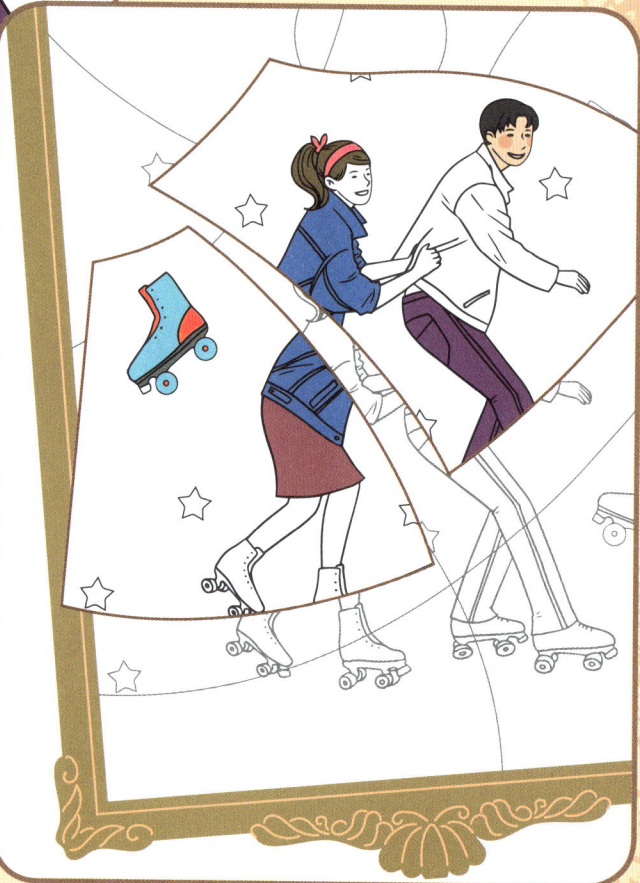

2. 퍼즐을 오려 뒷면의 퍼즐 판에 맞춰줍니다.

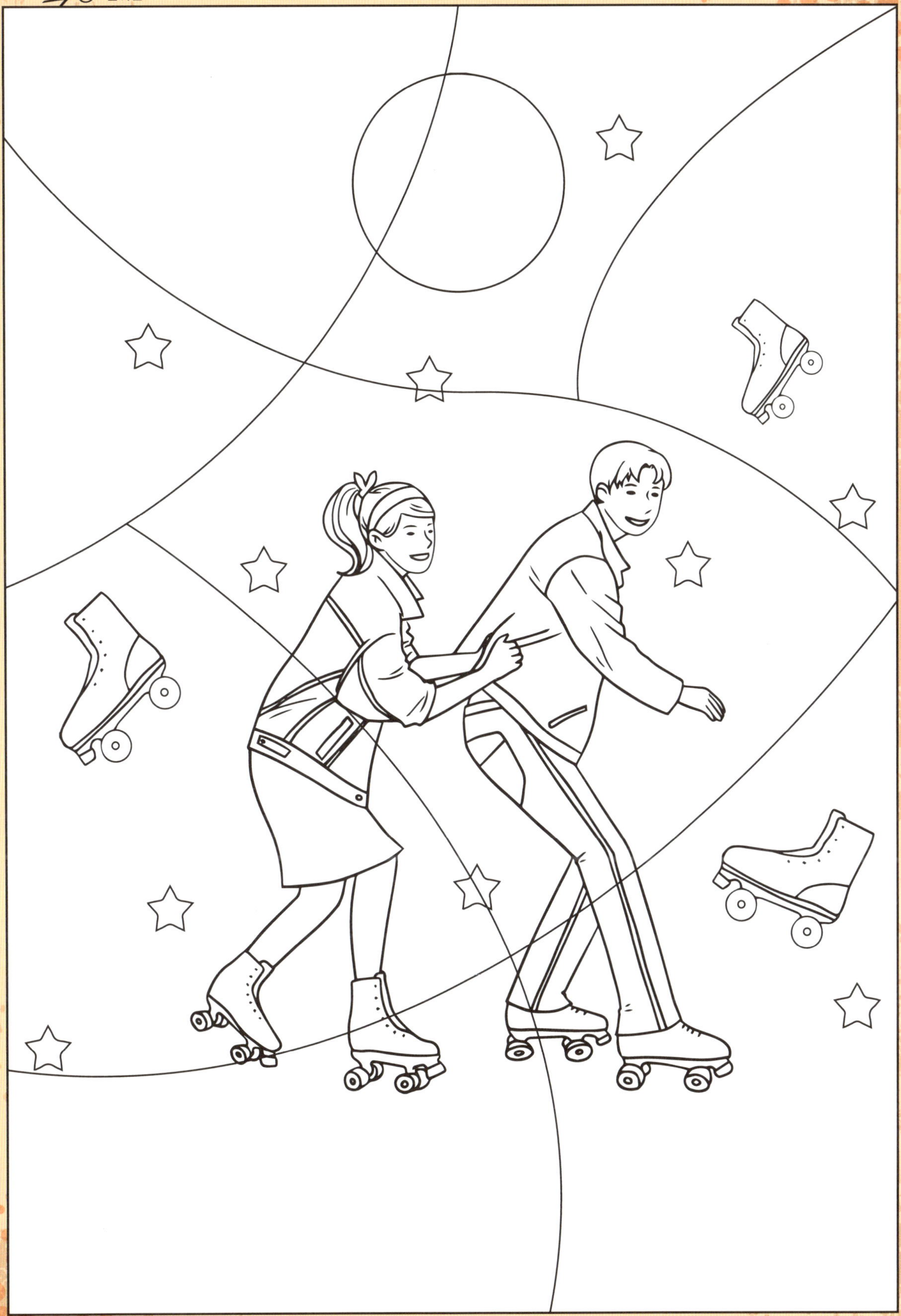

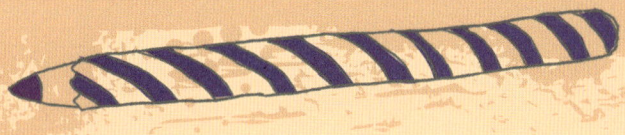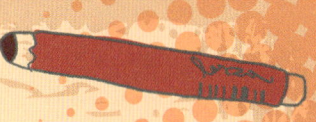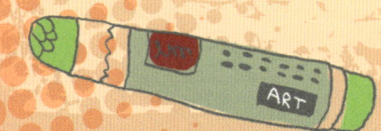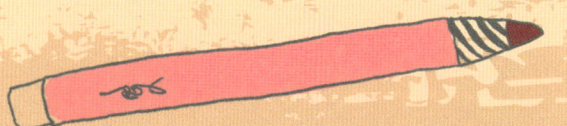

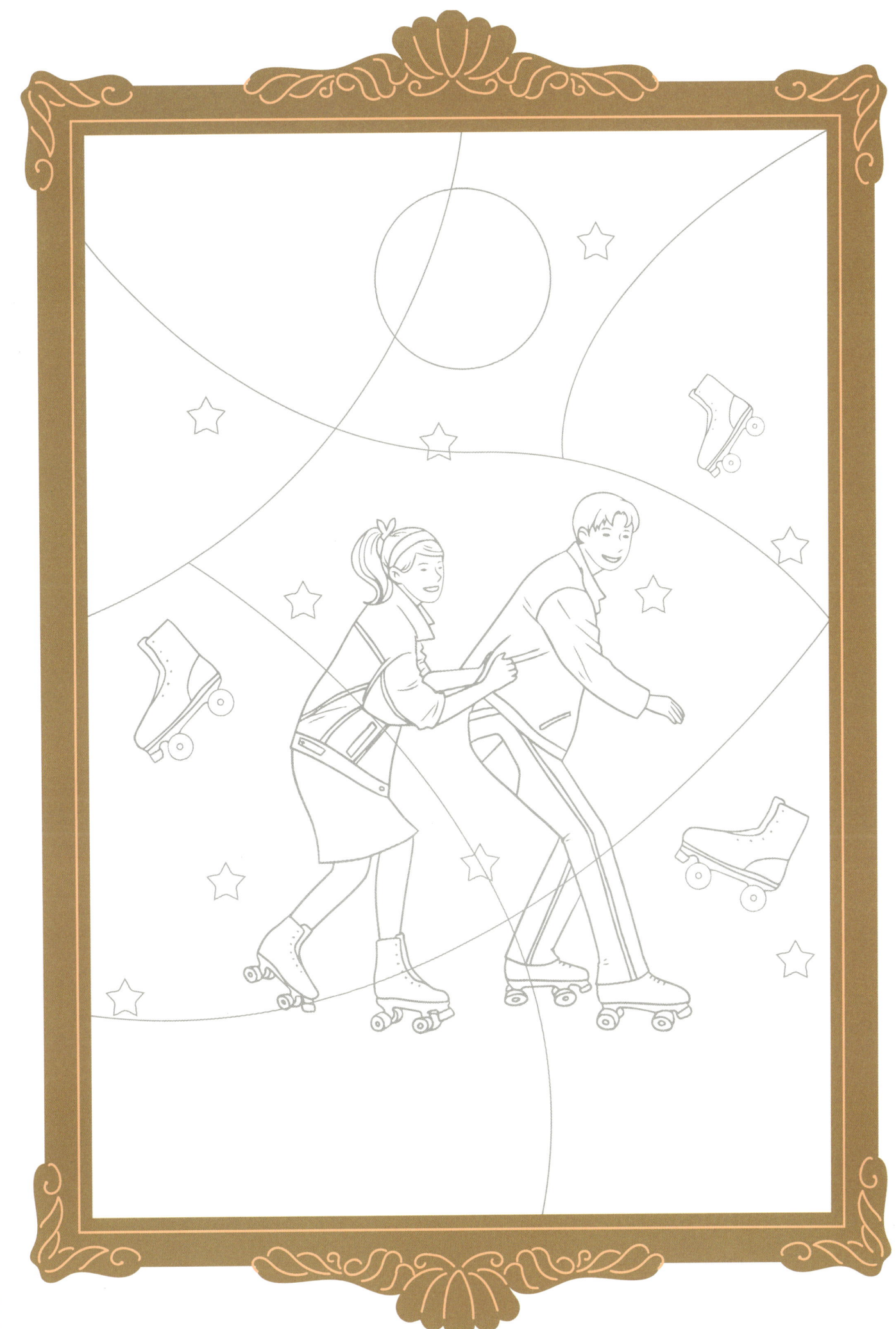

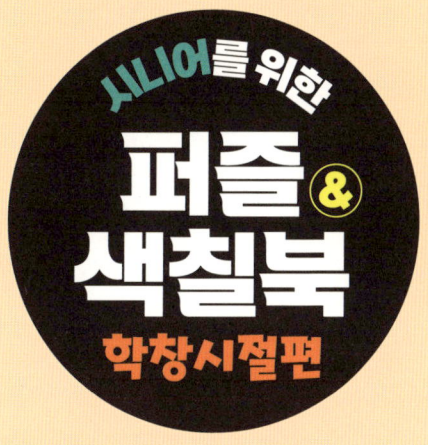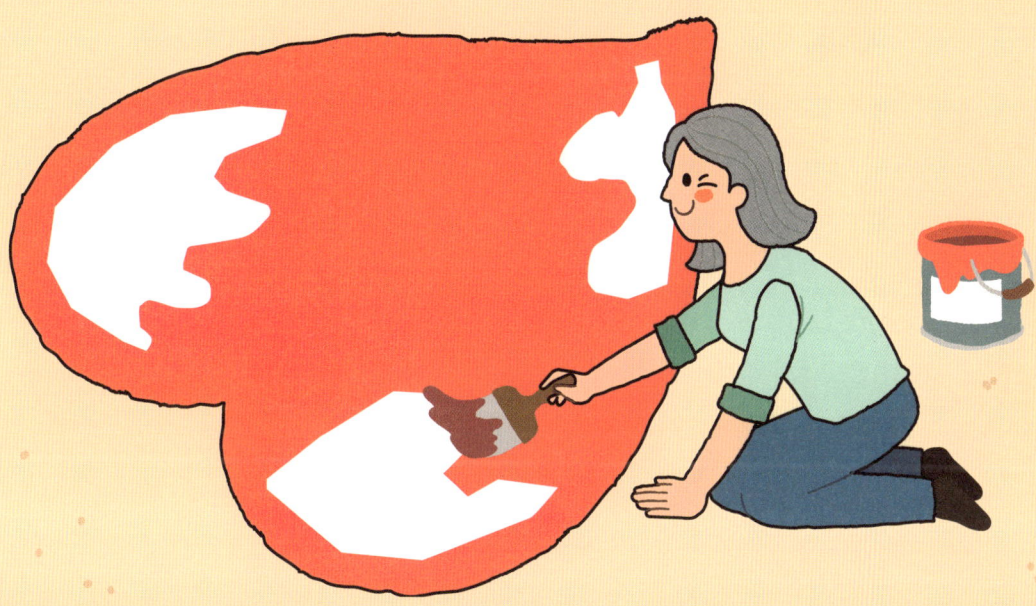

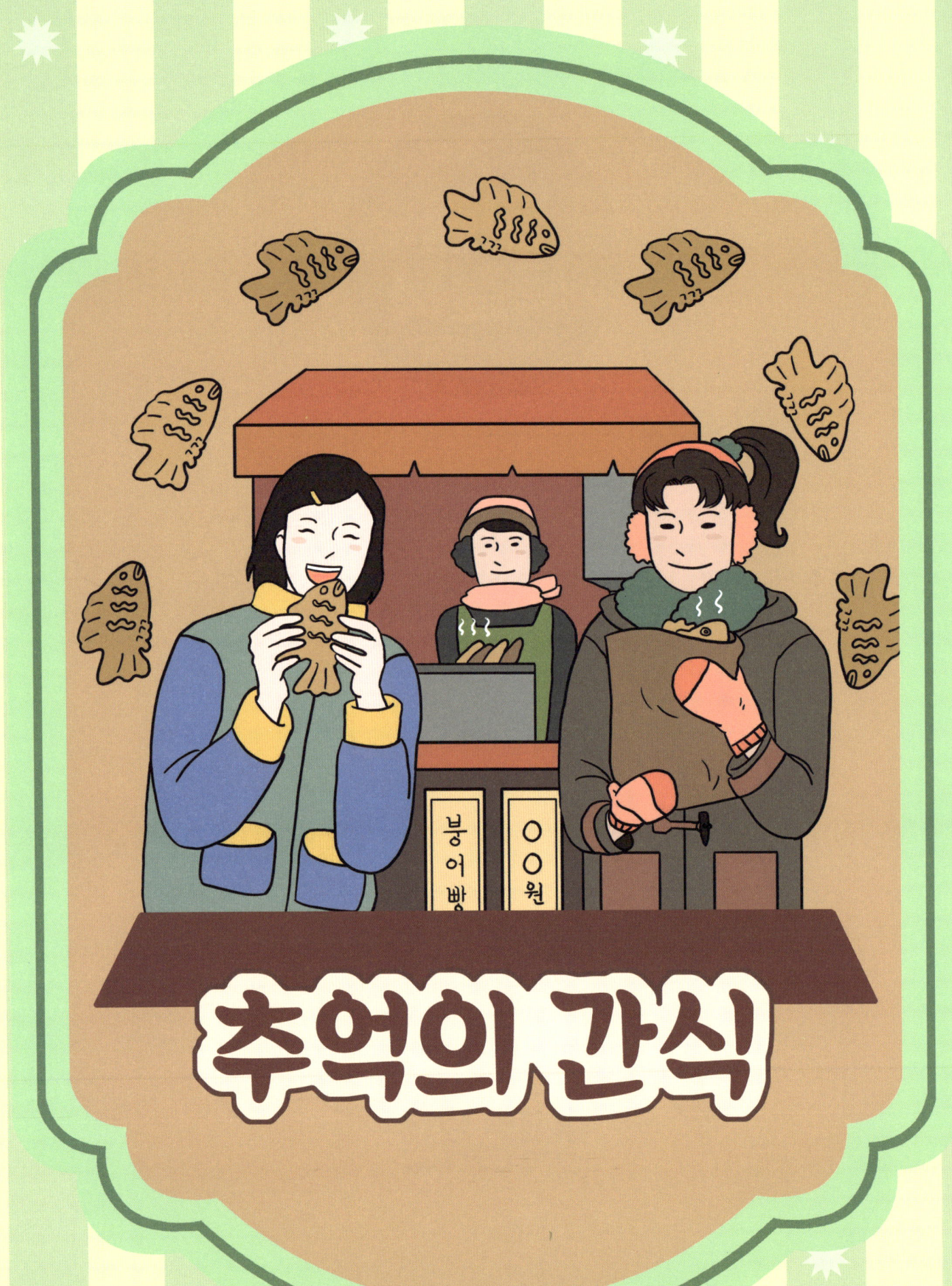

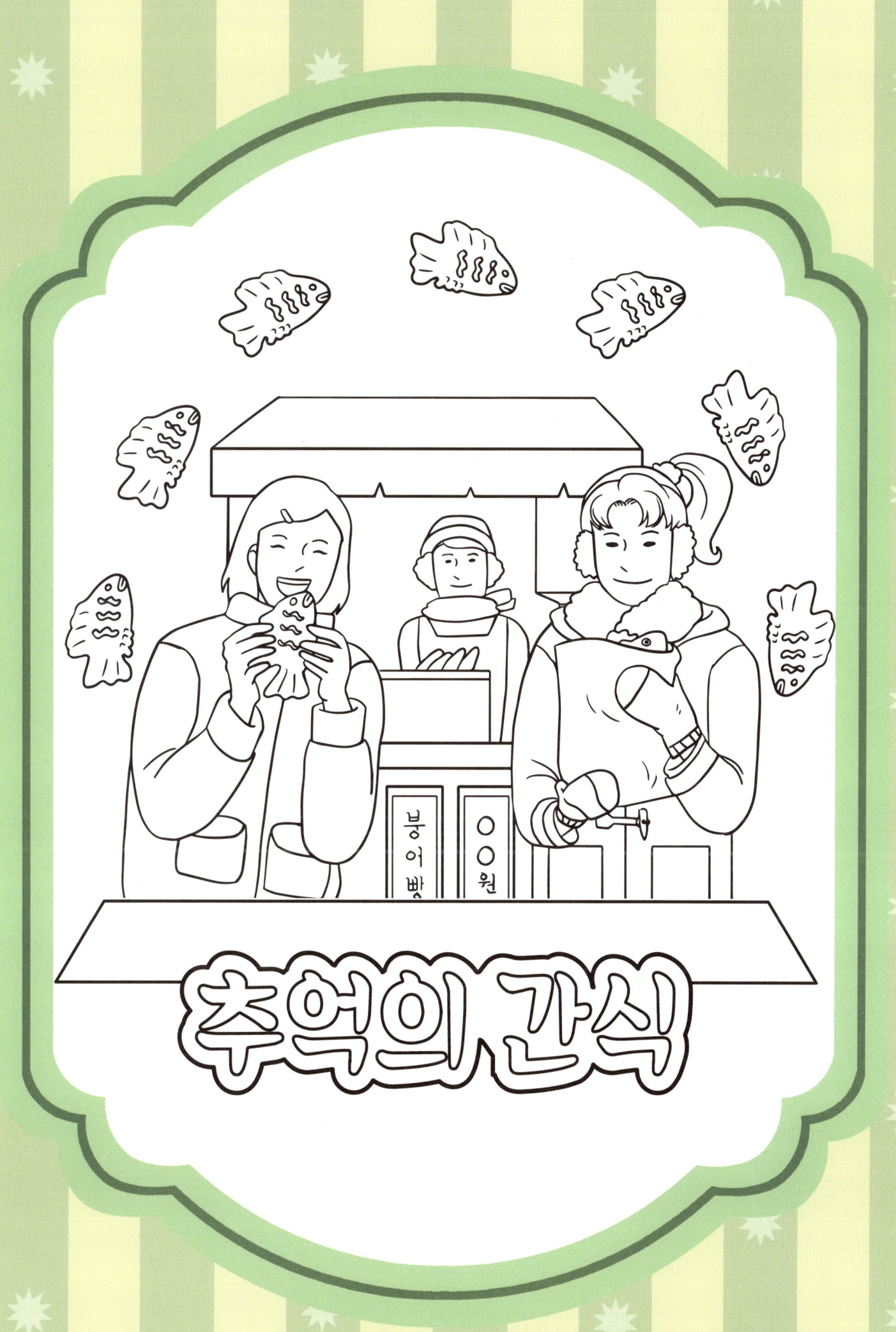

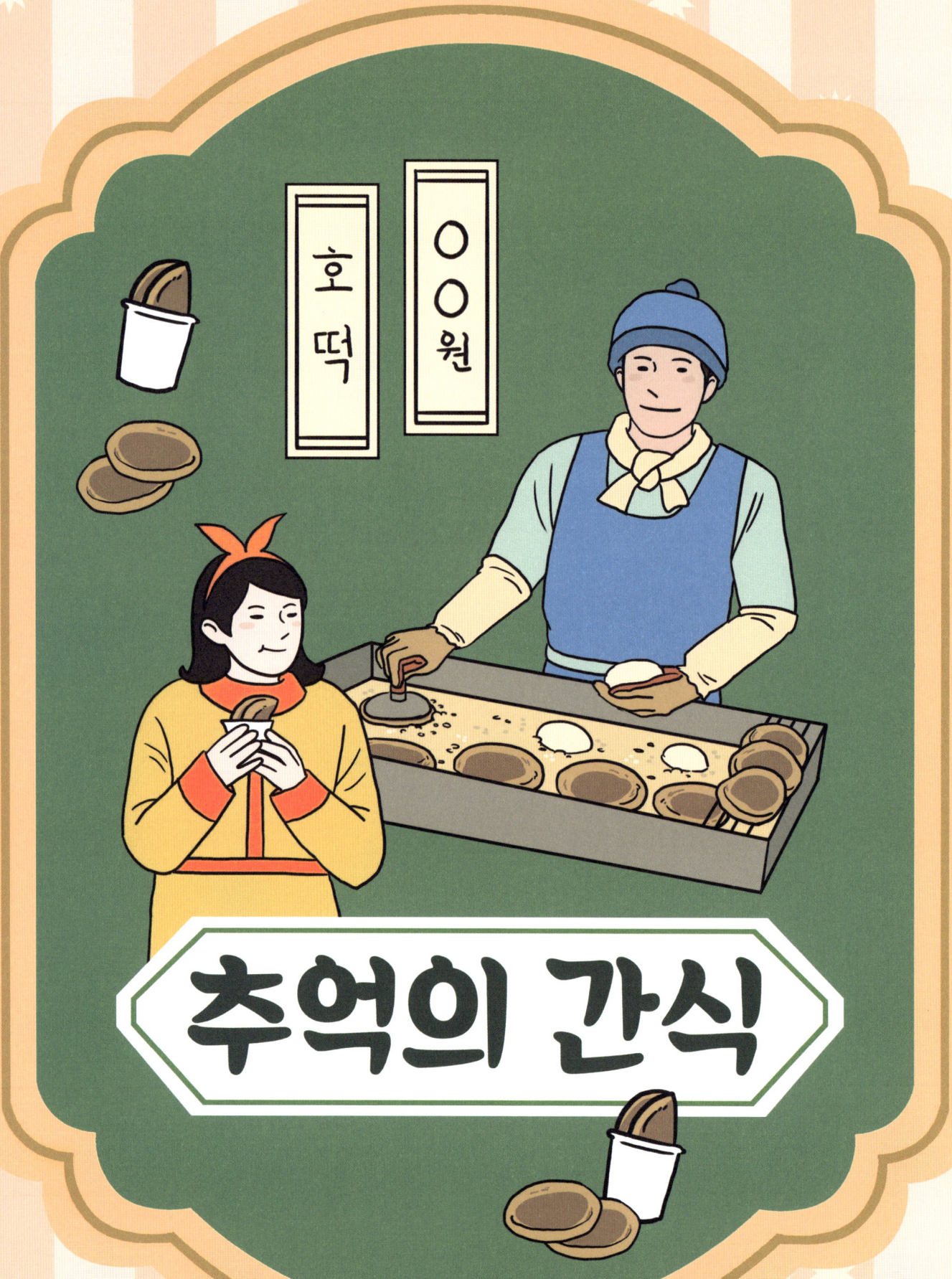

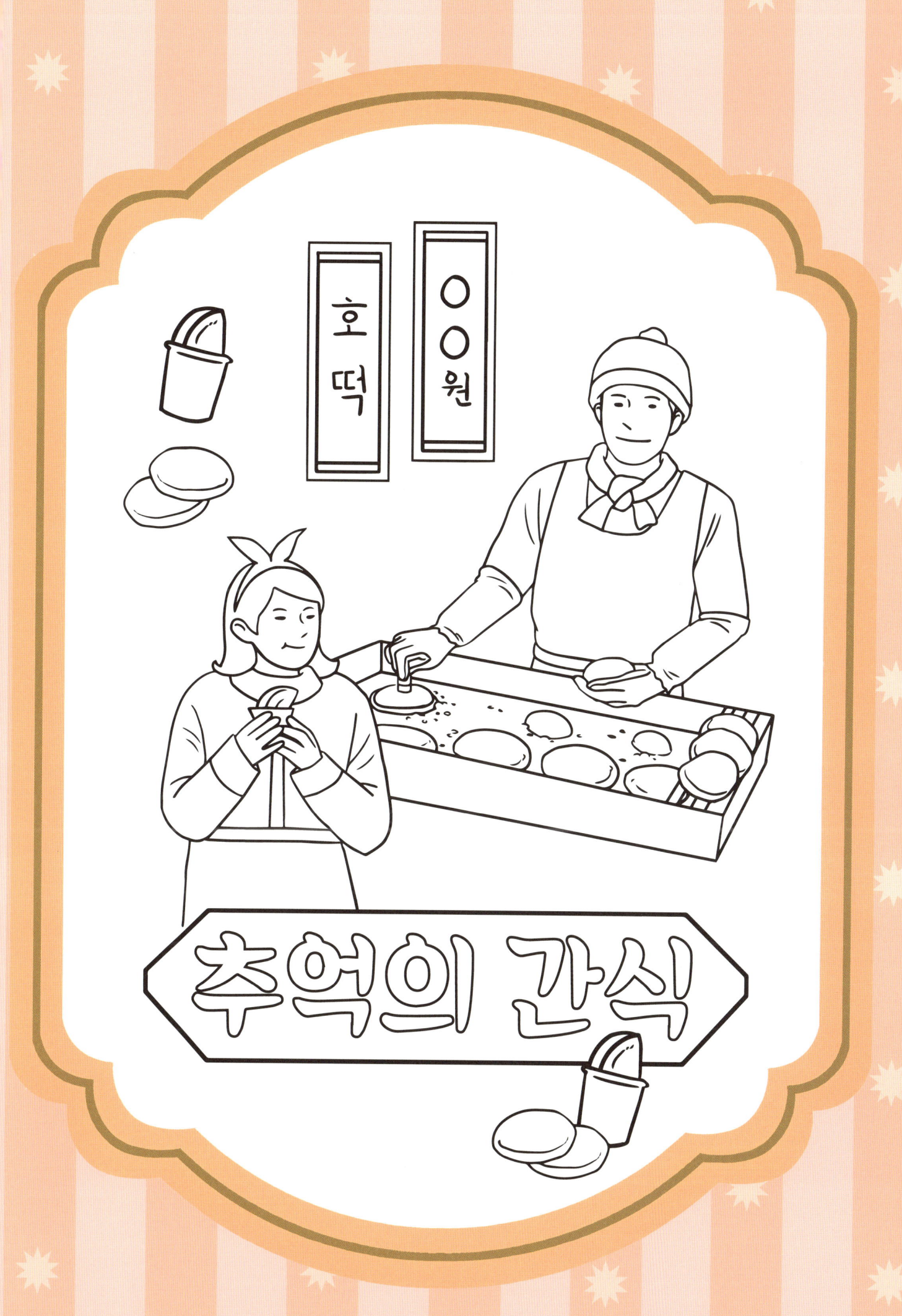

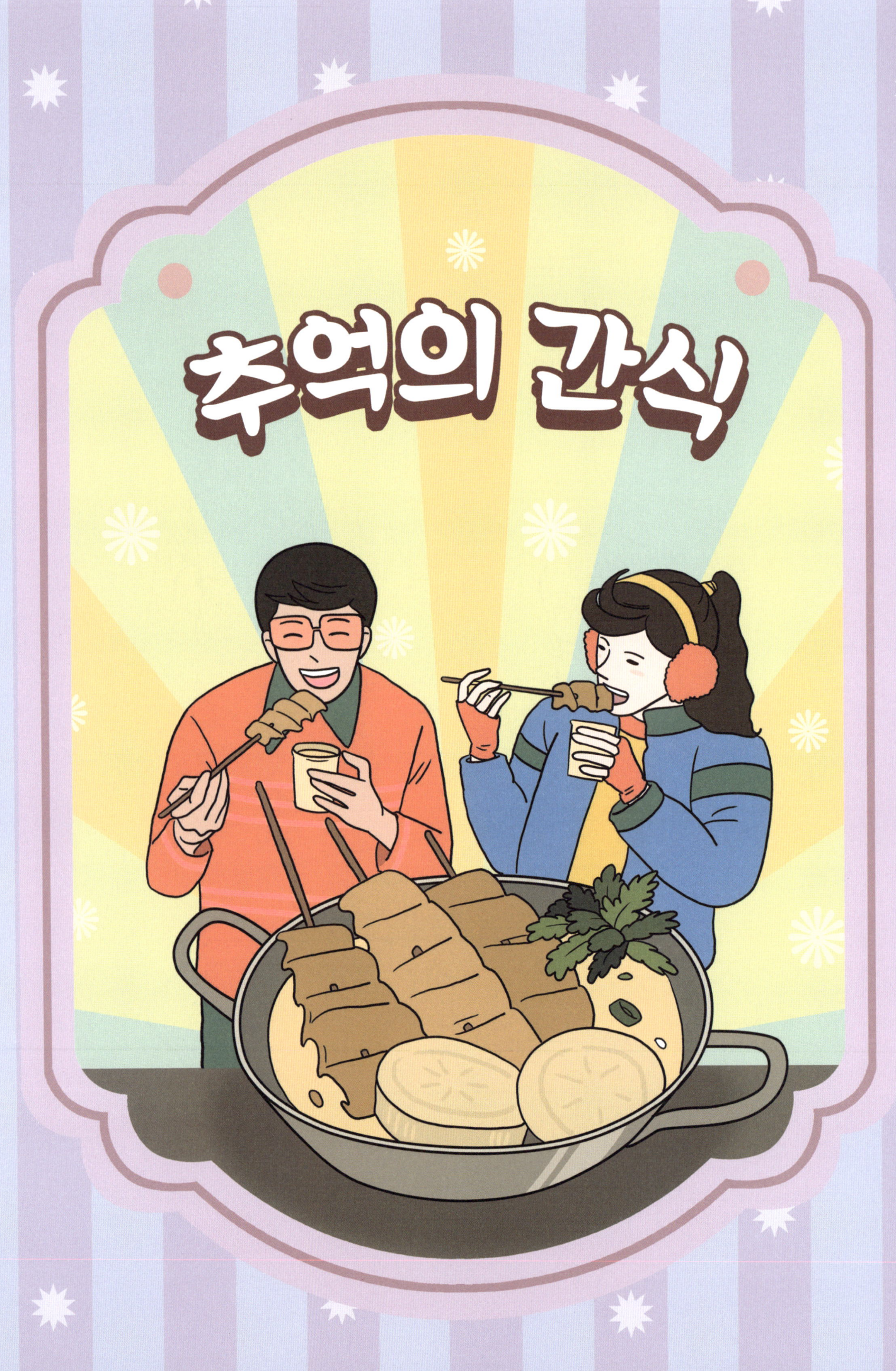

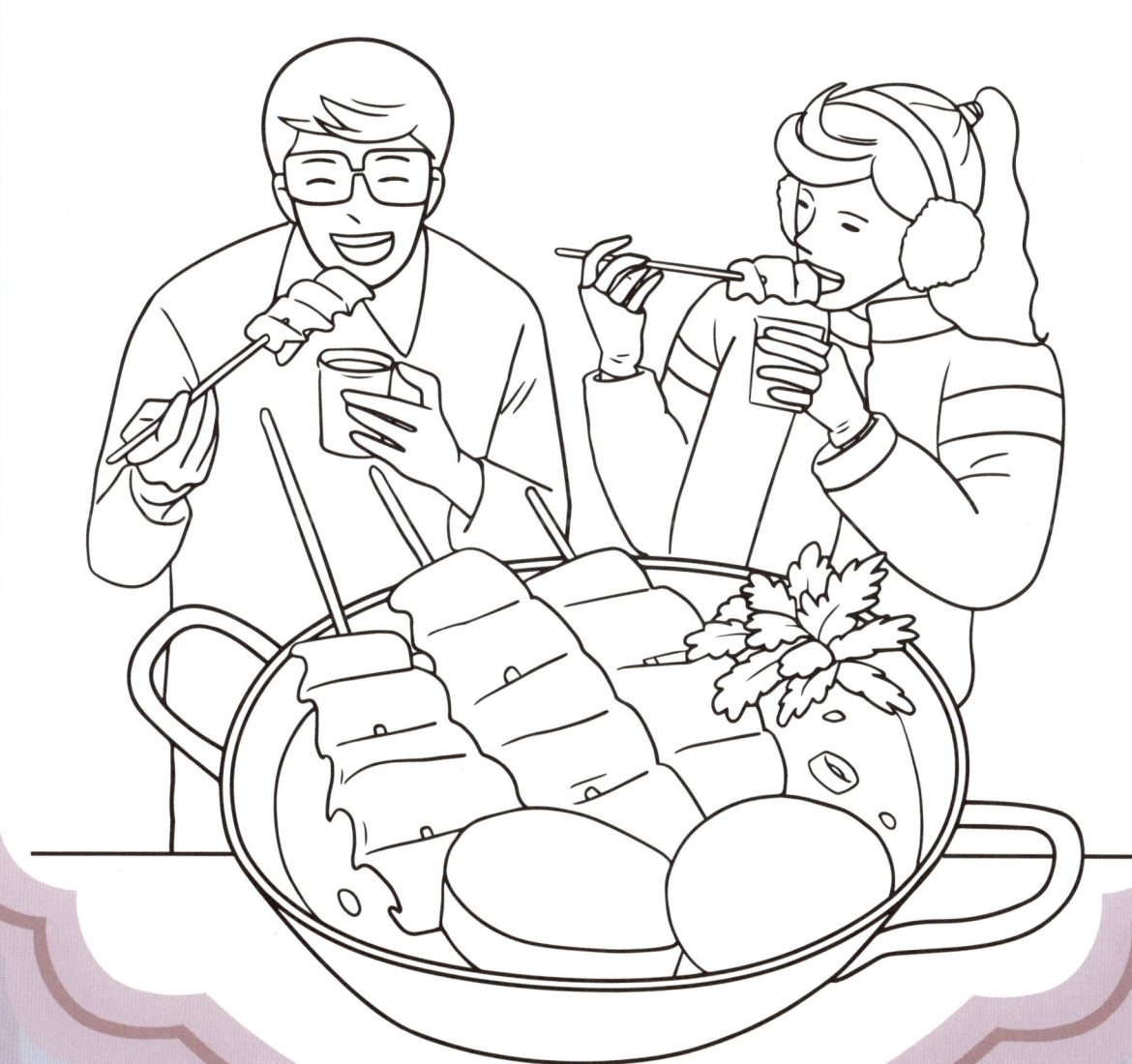

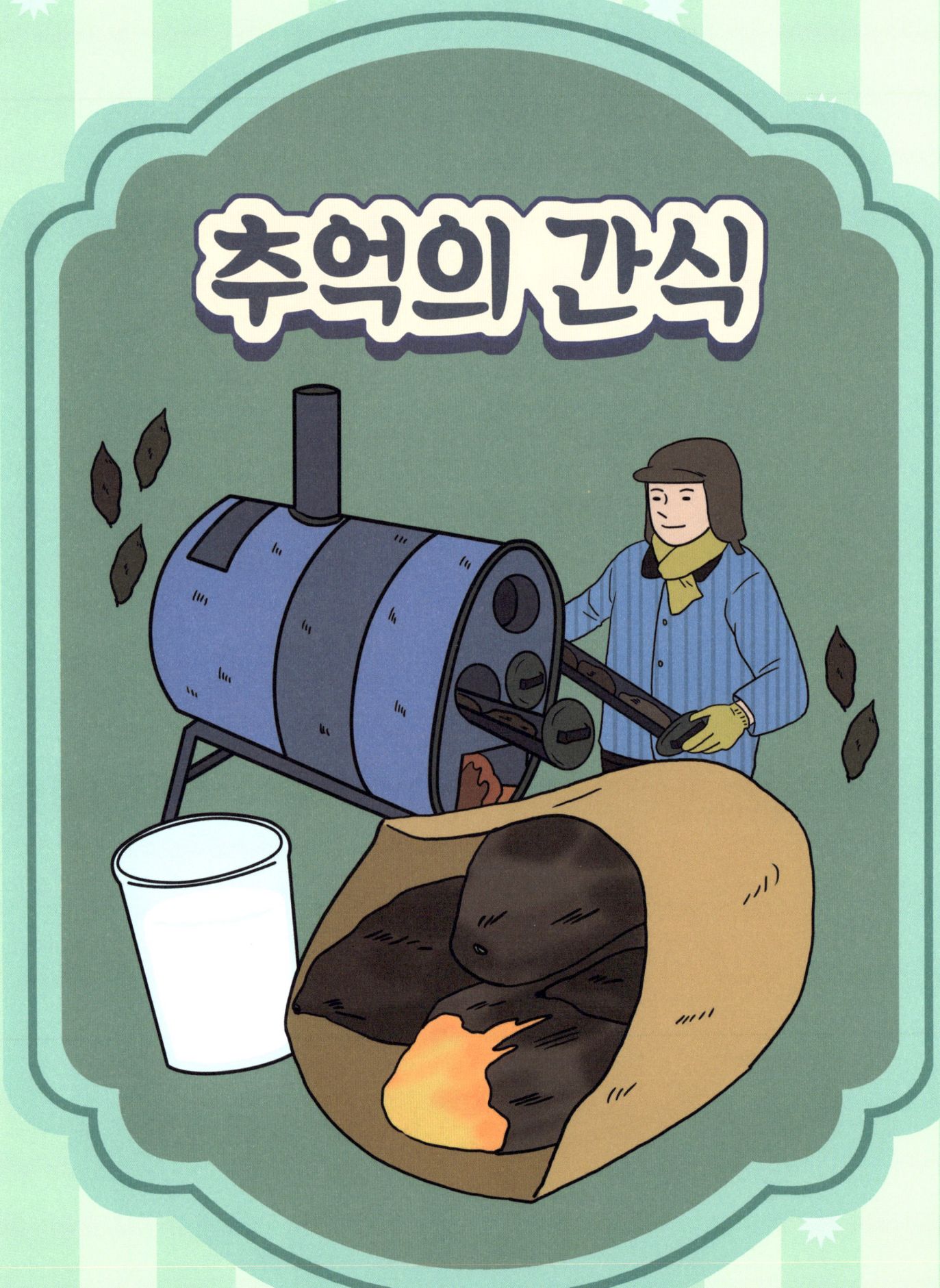

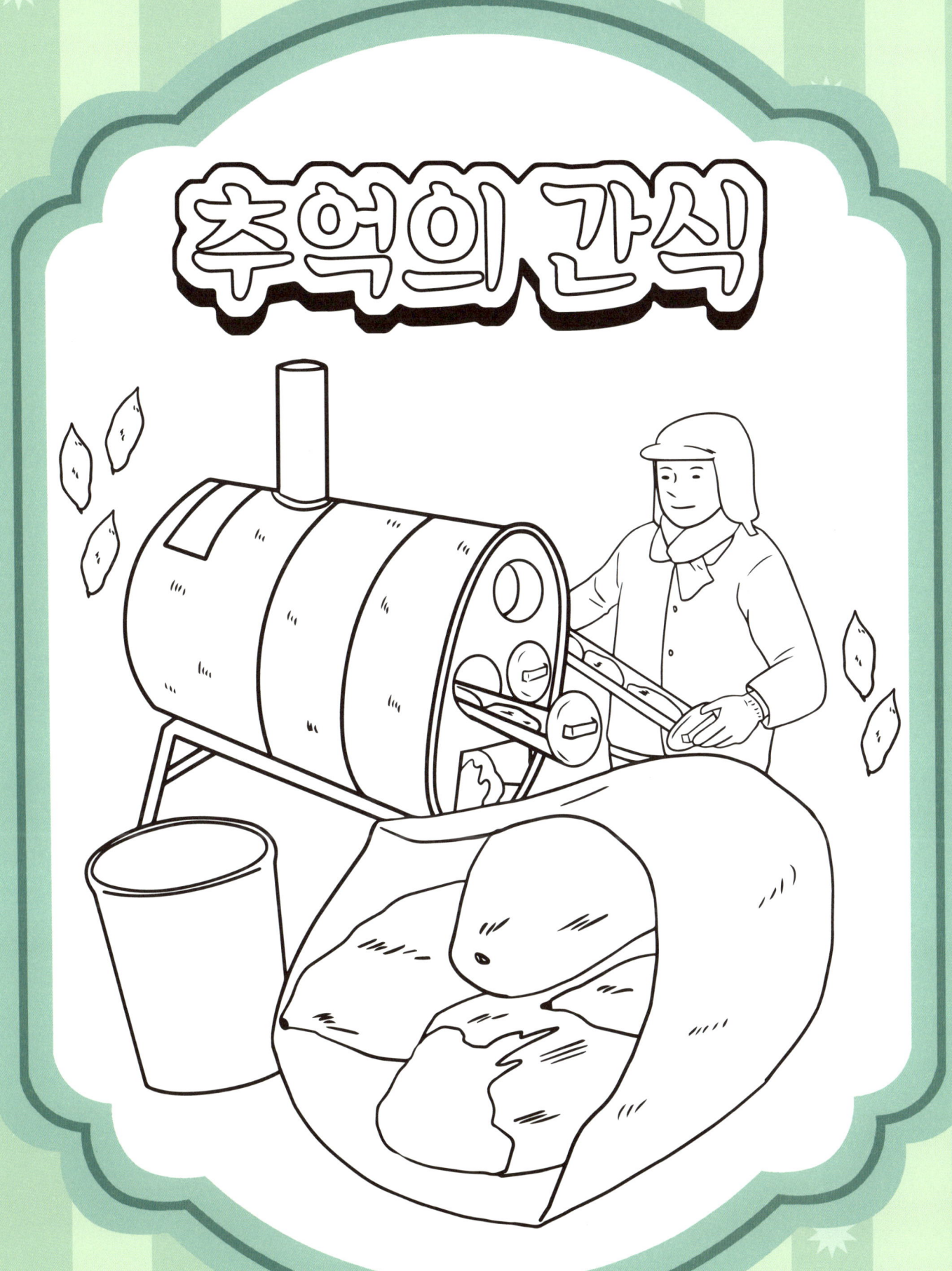

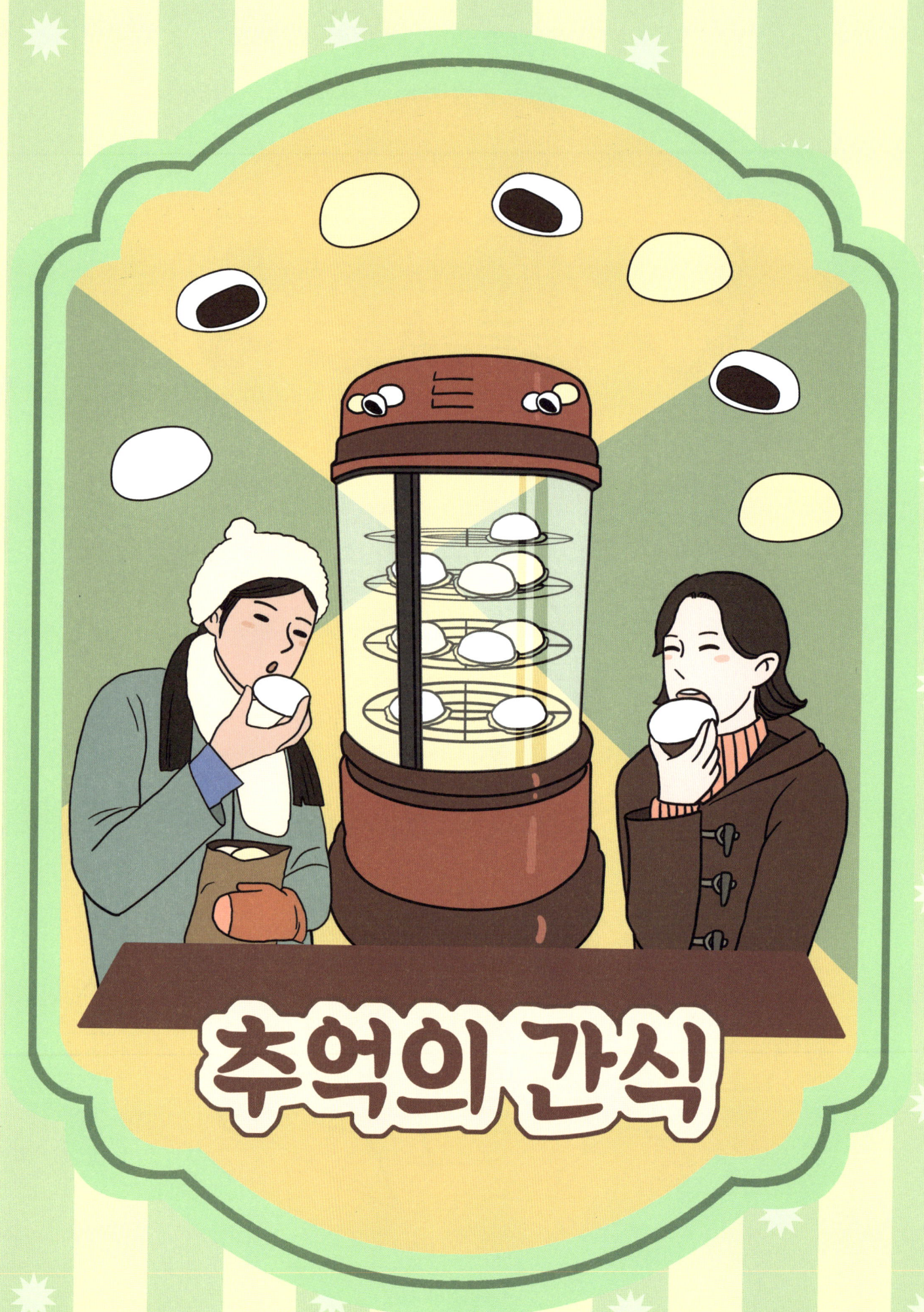

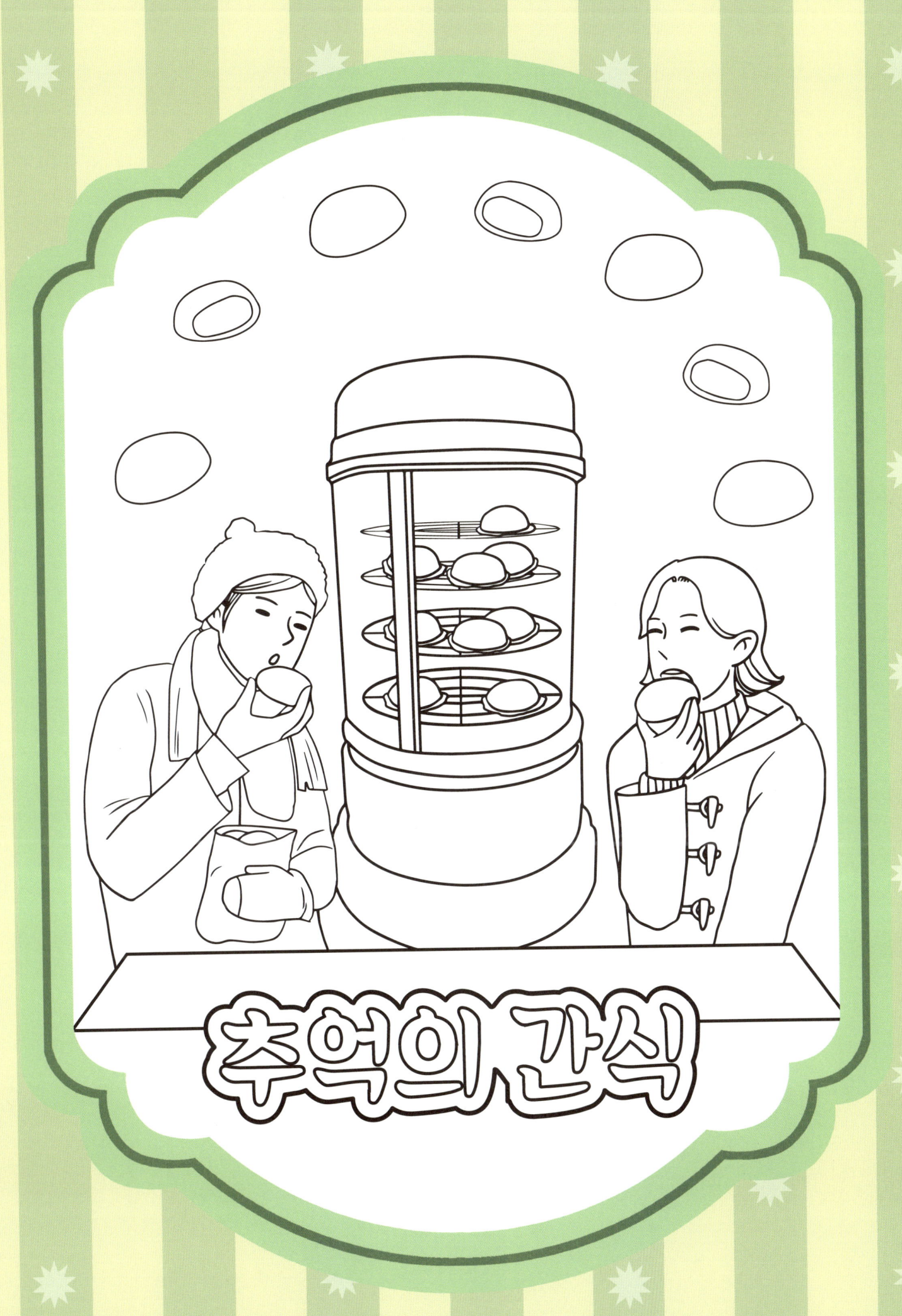

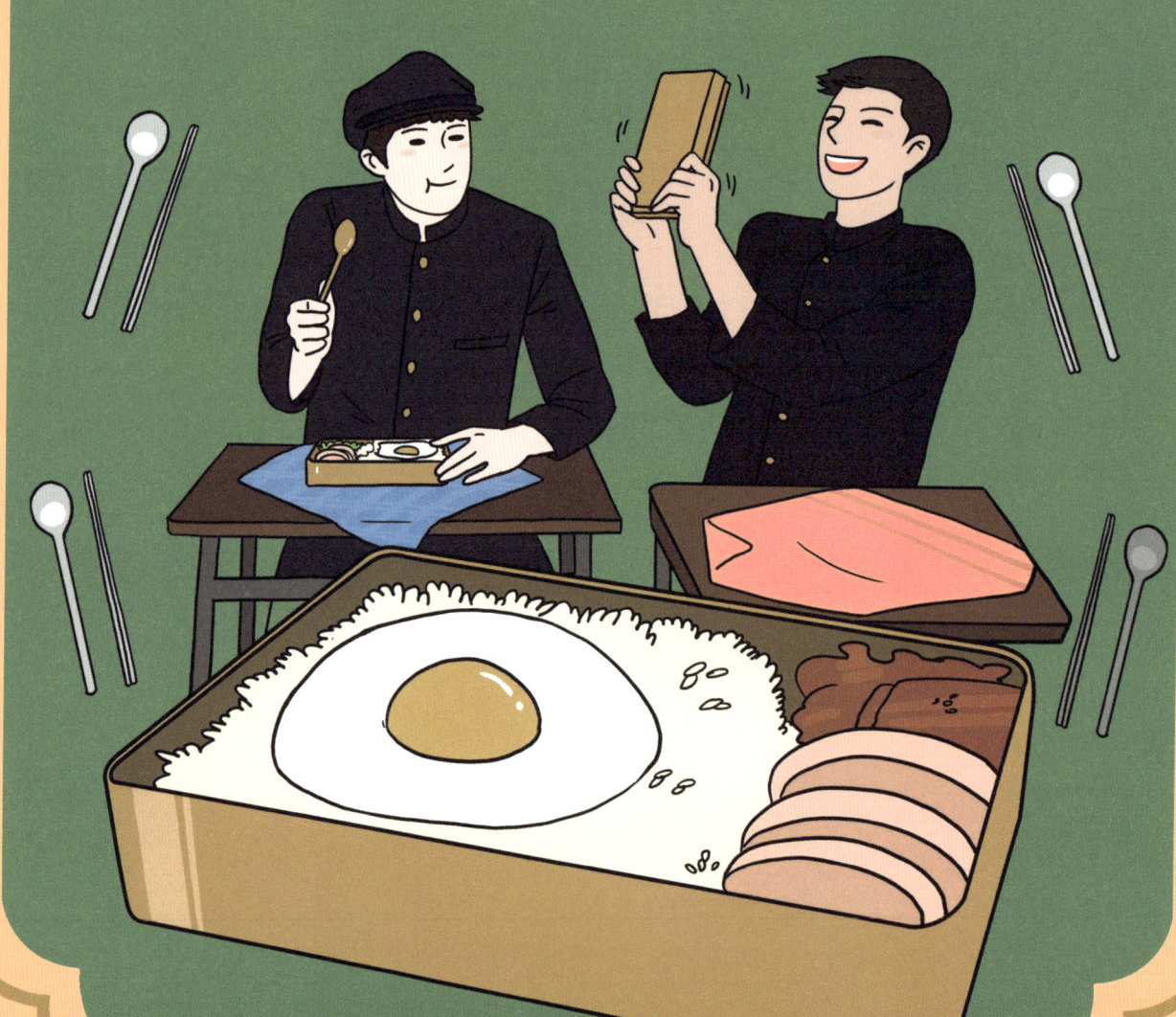

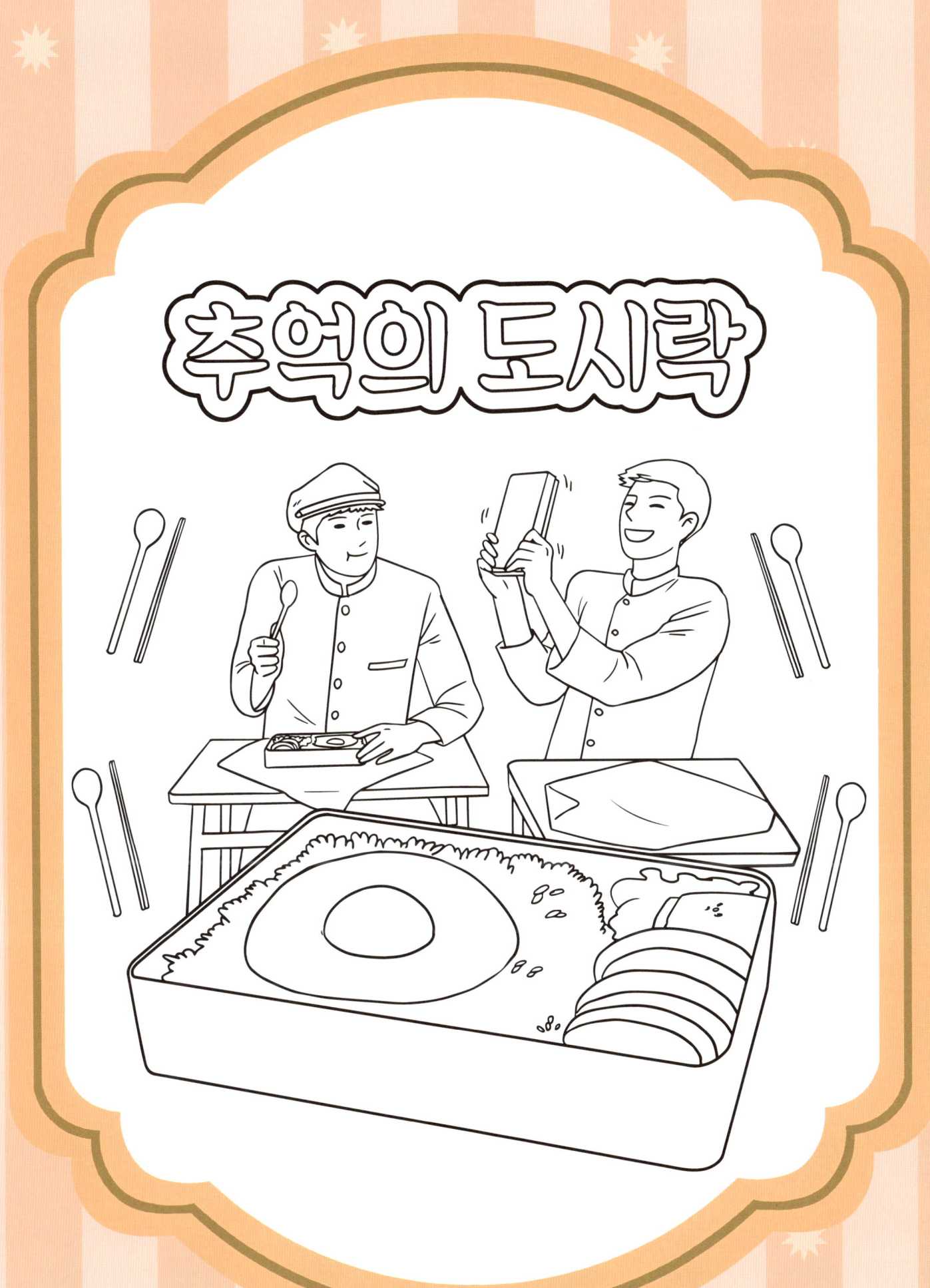

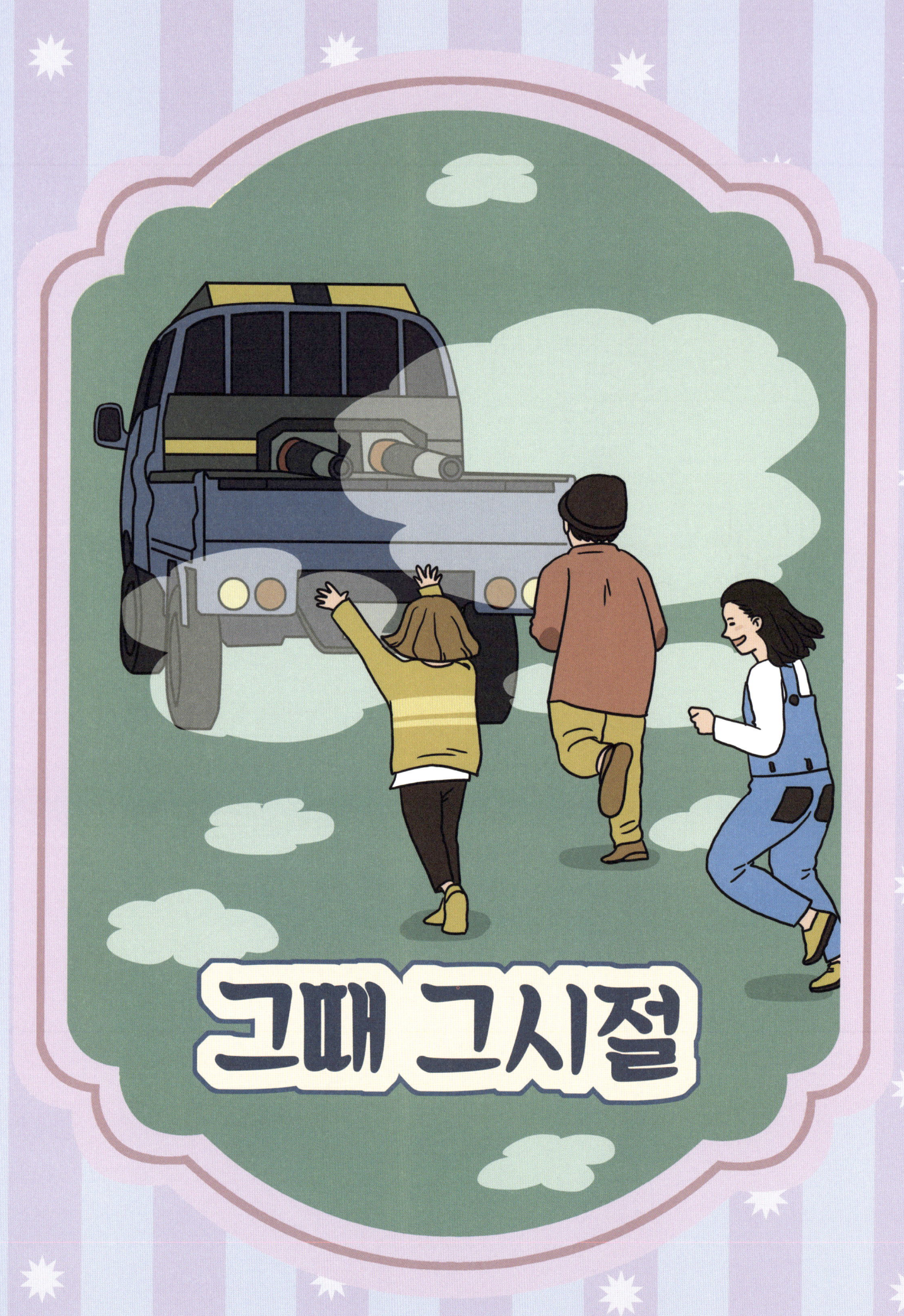

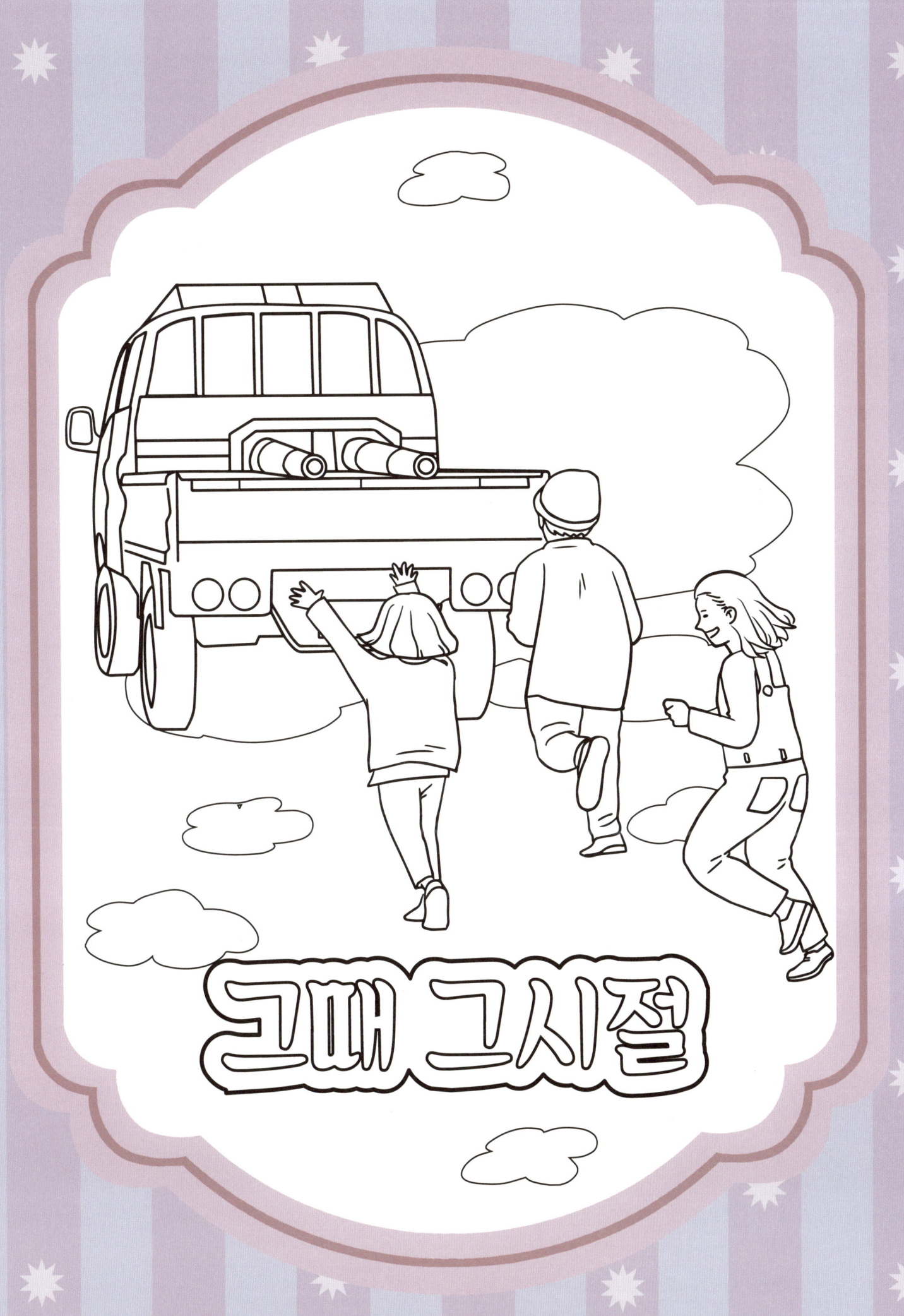

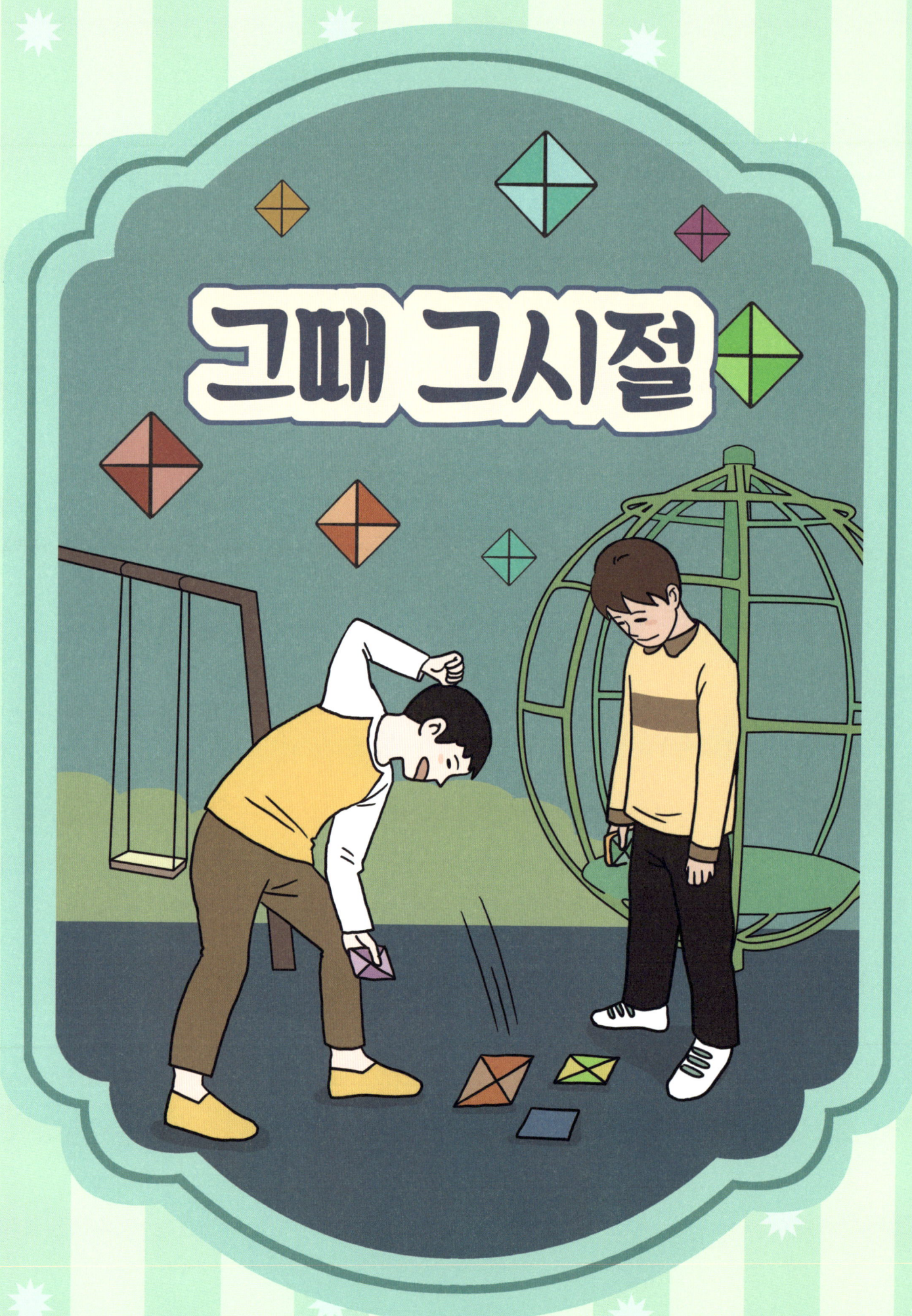

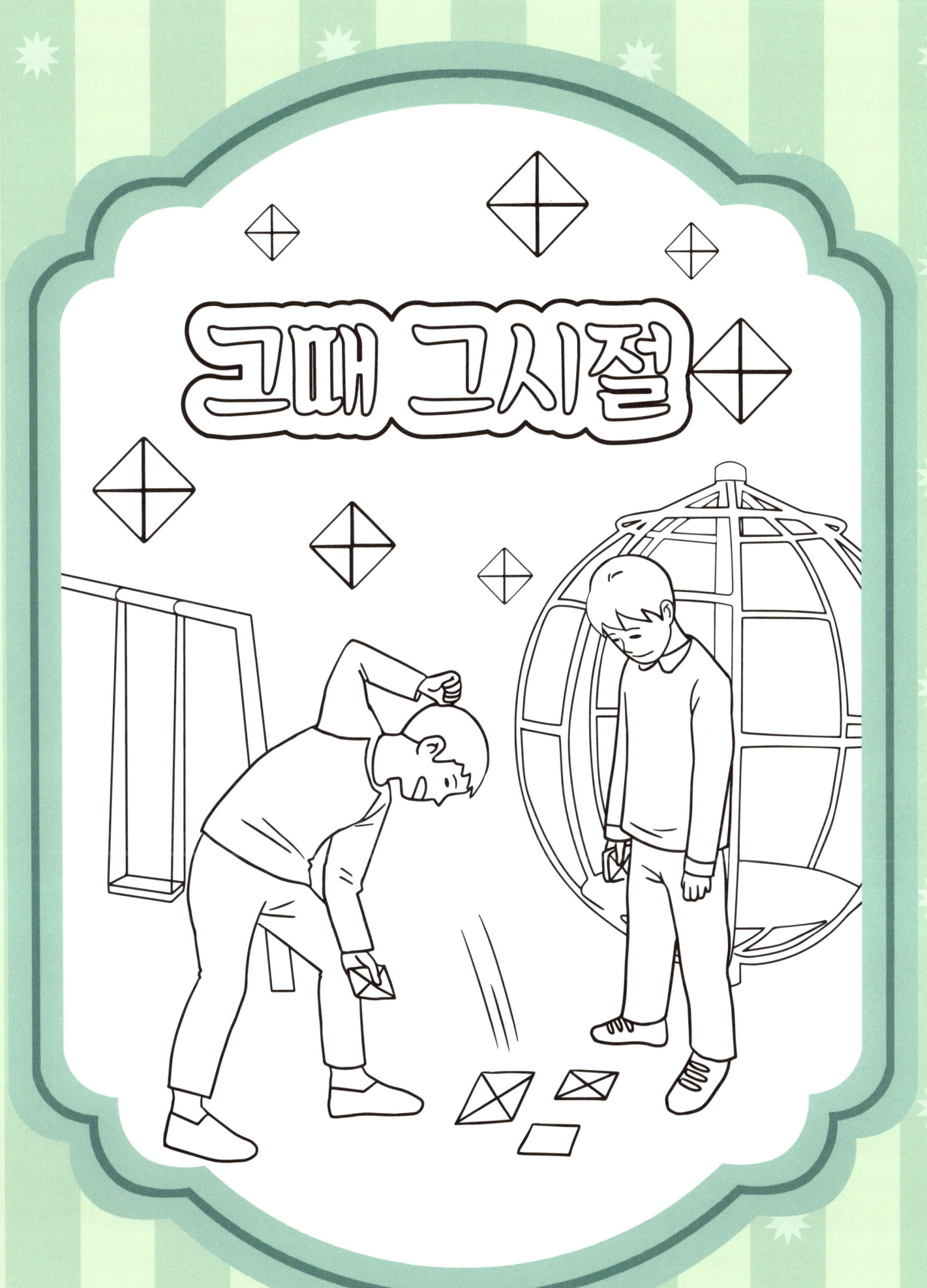

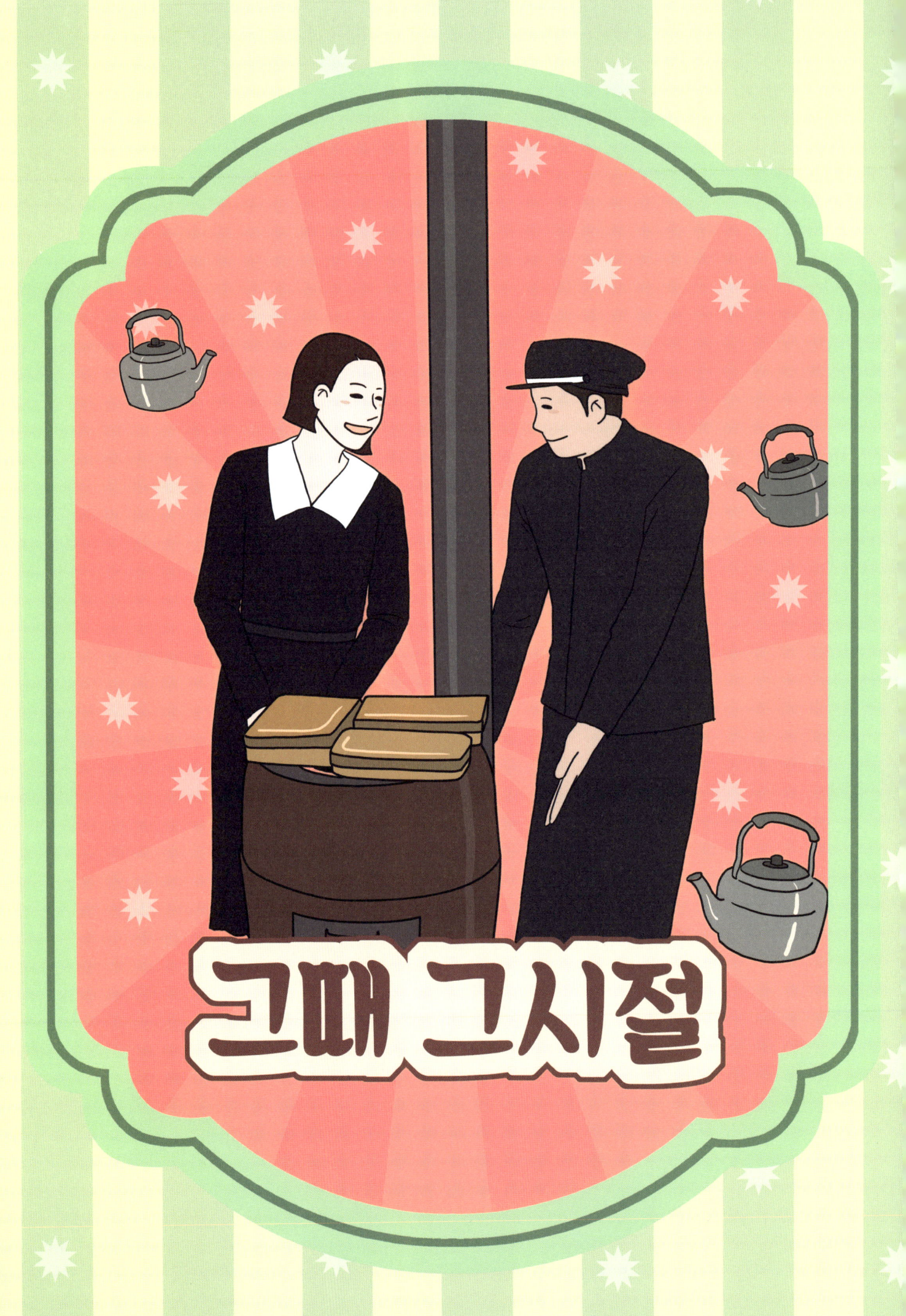

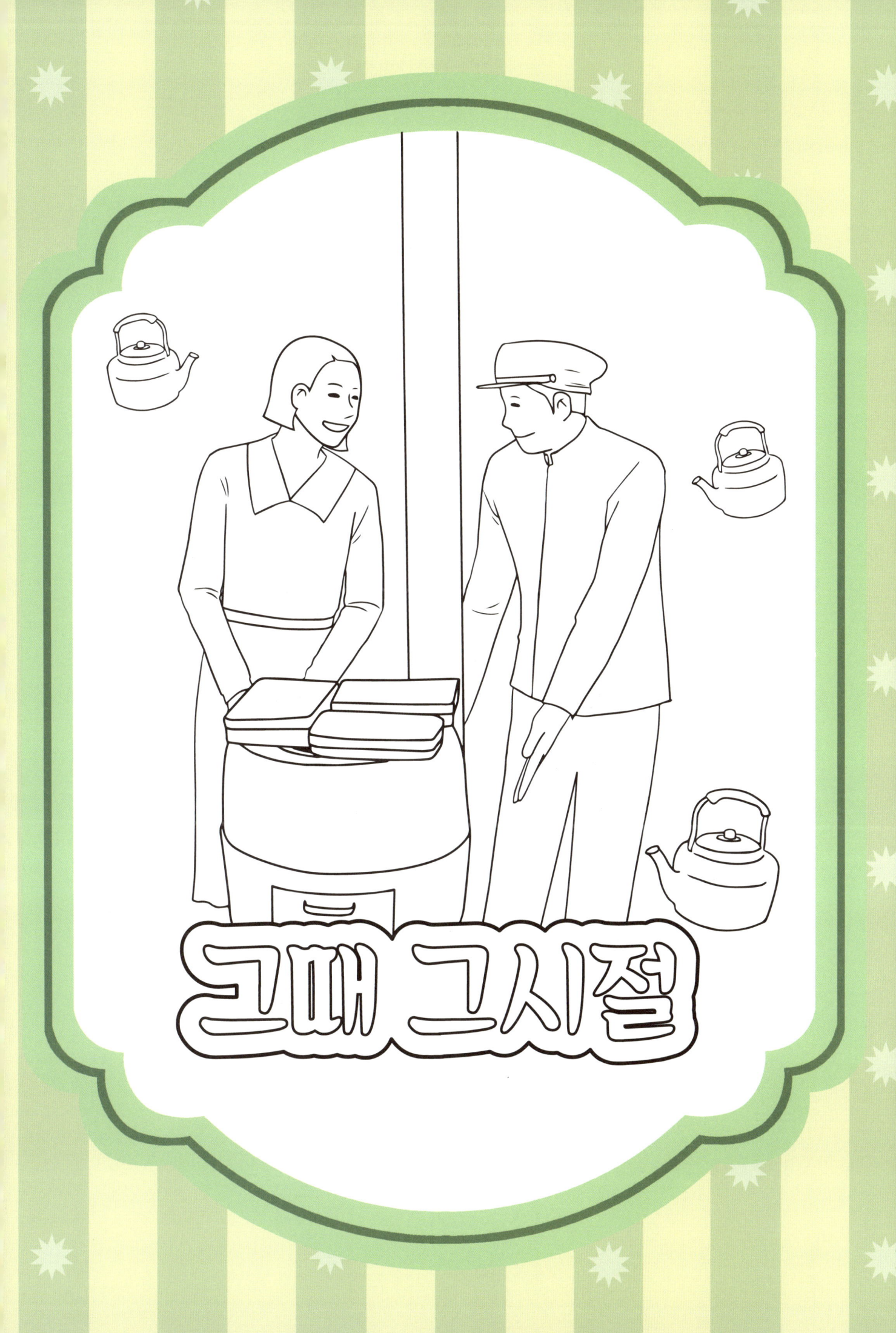

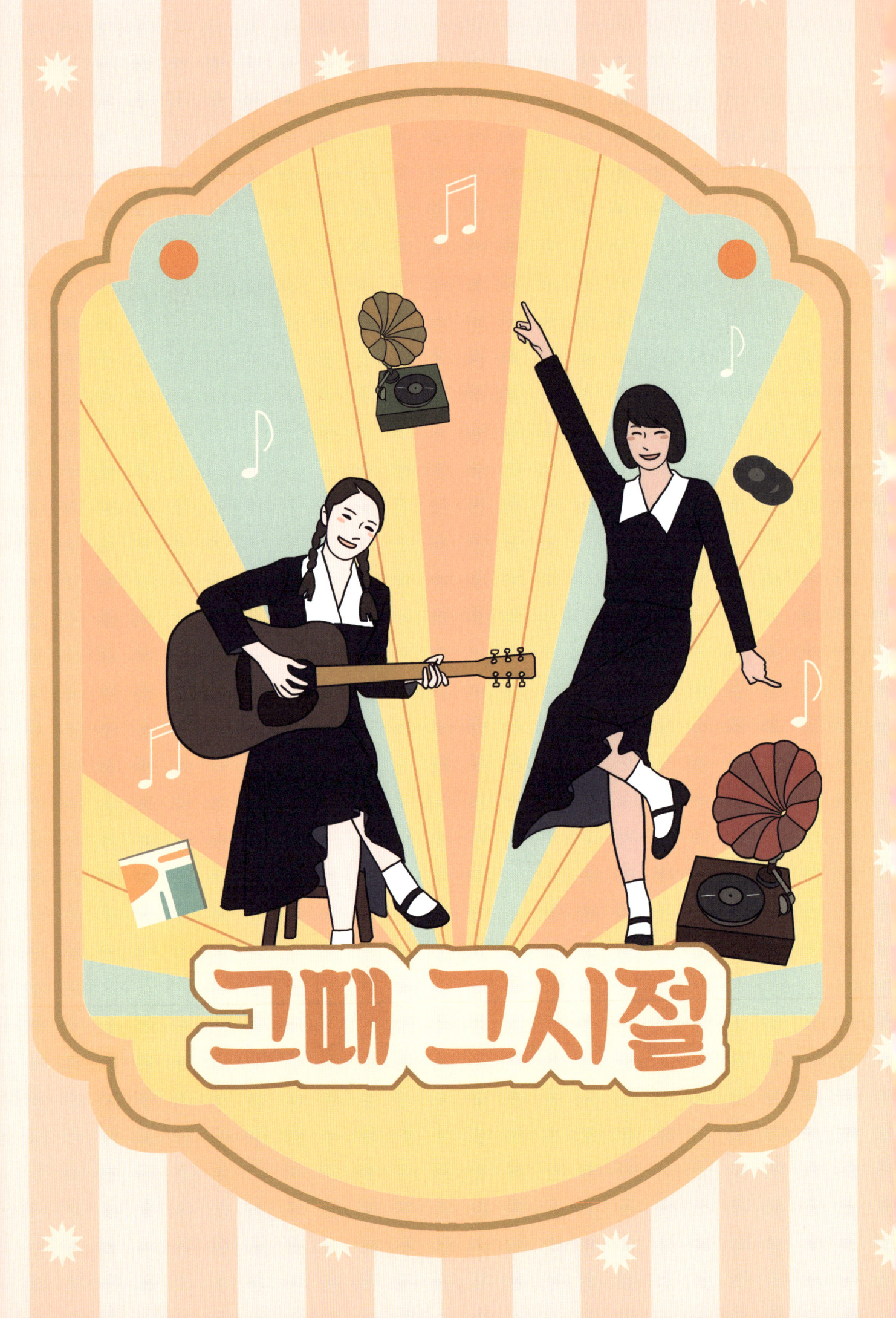

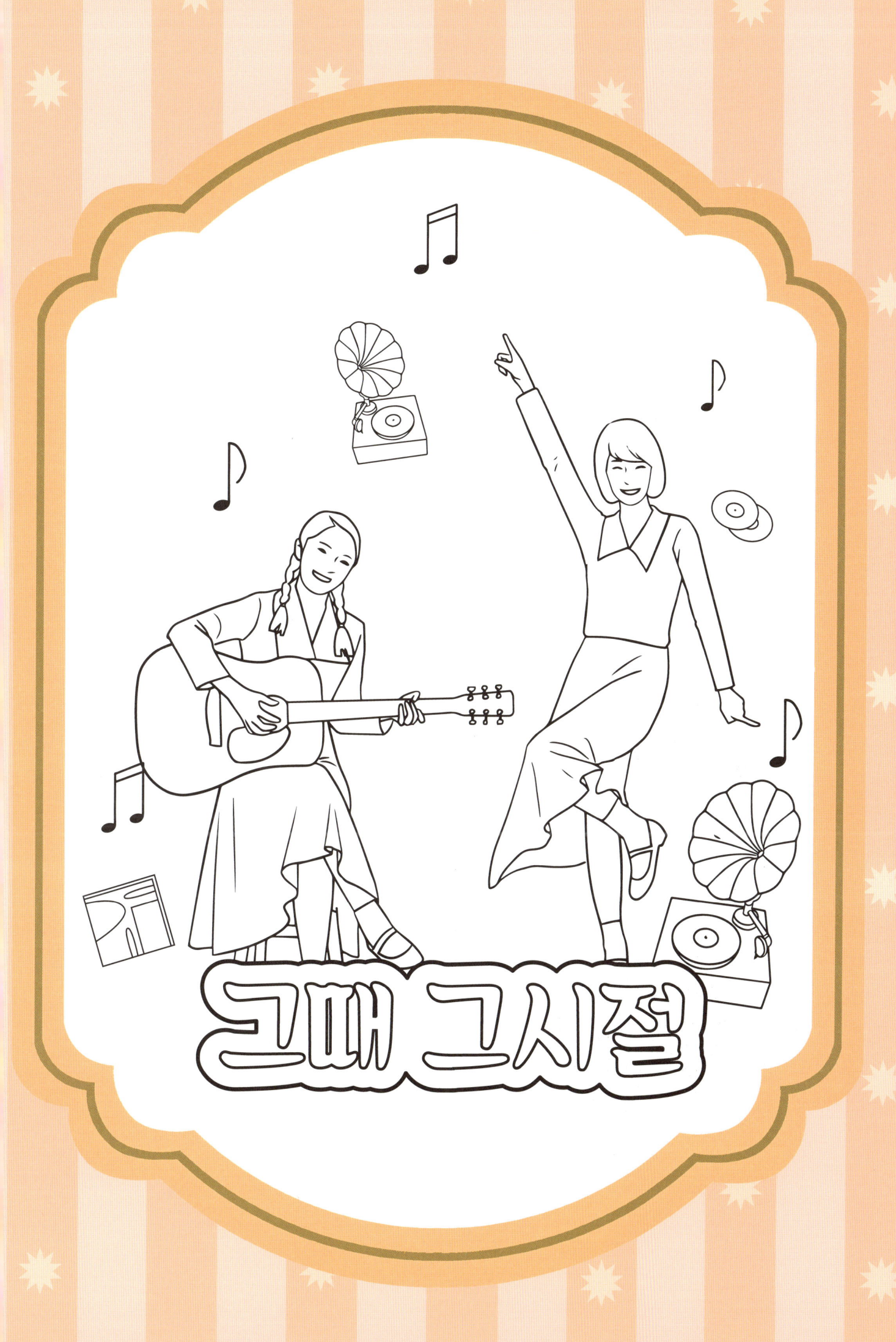

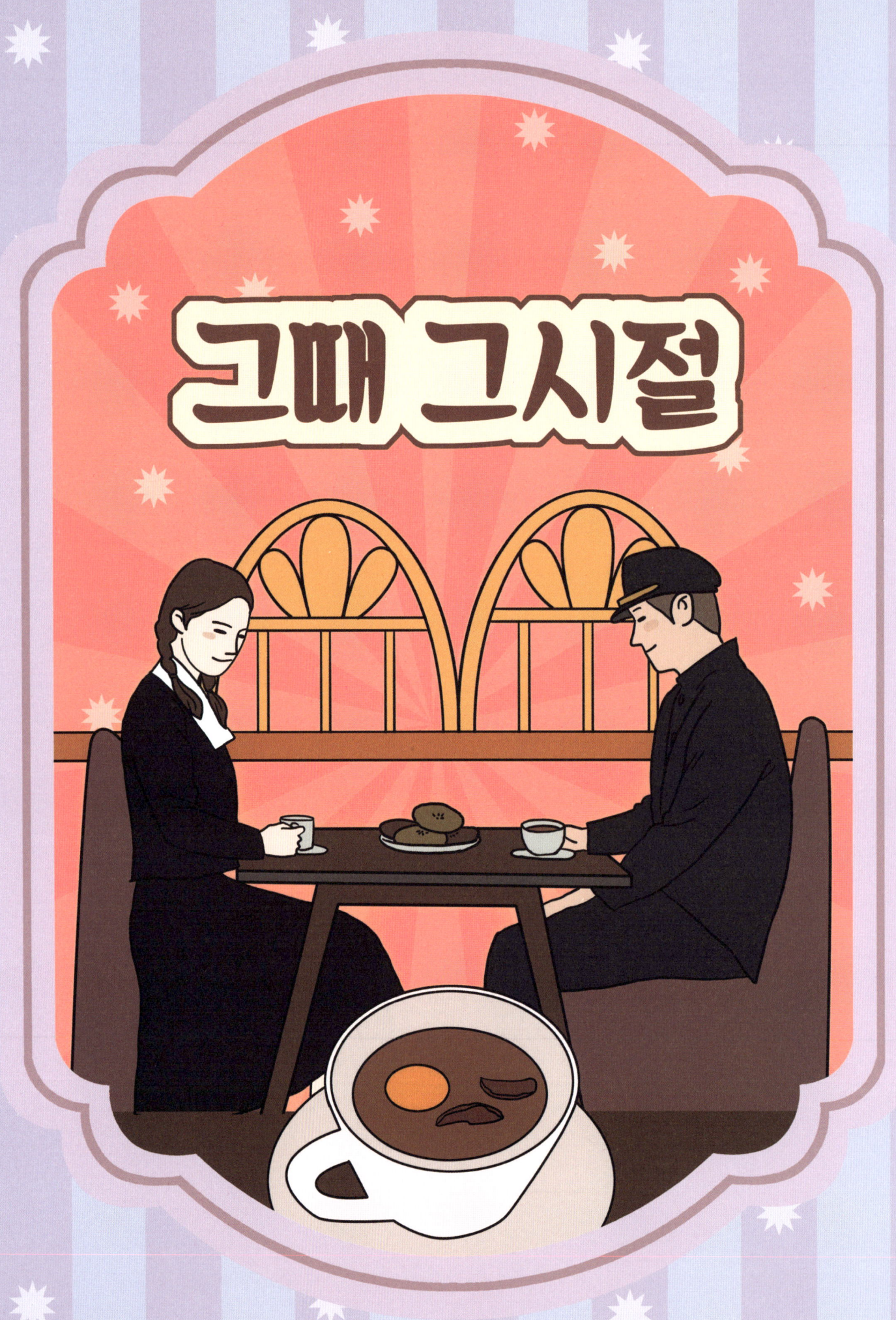

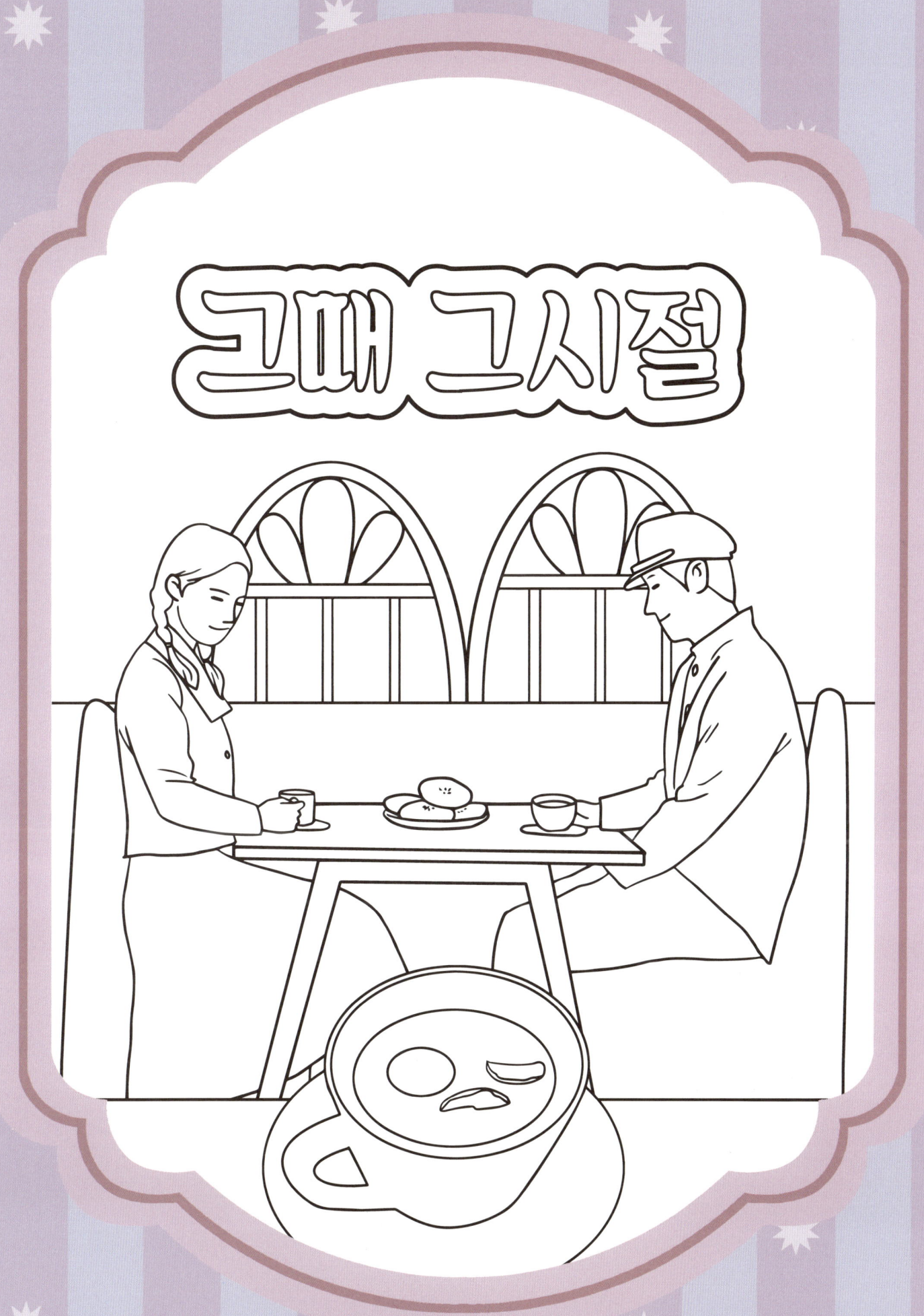

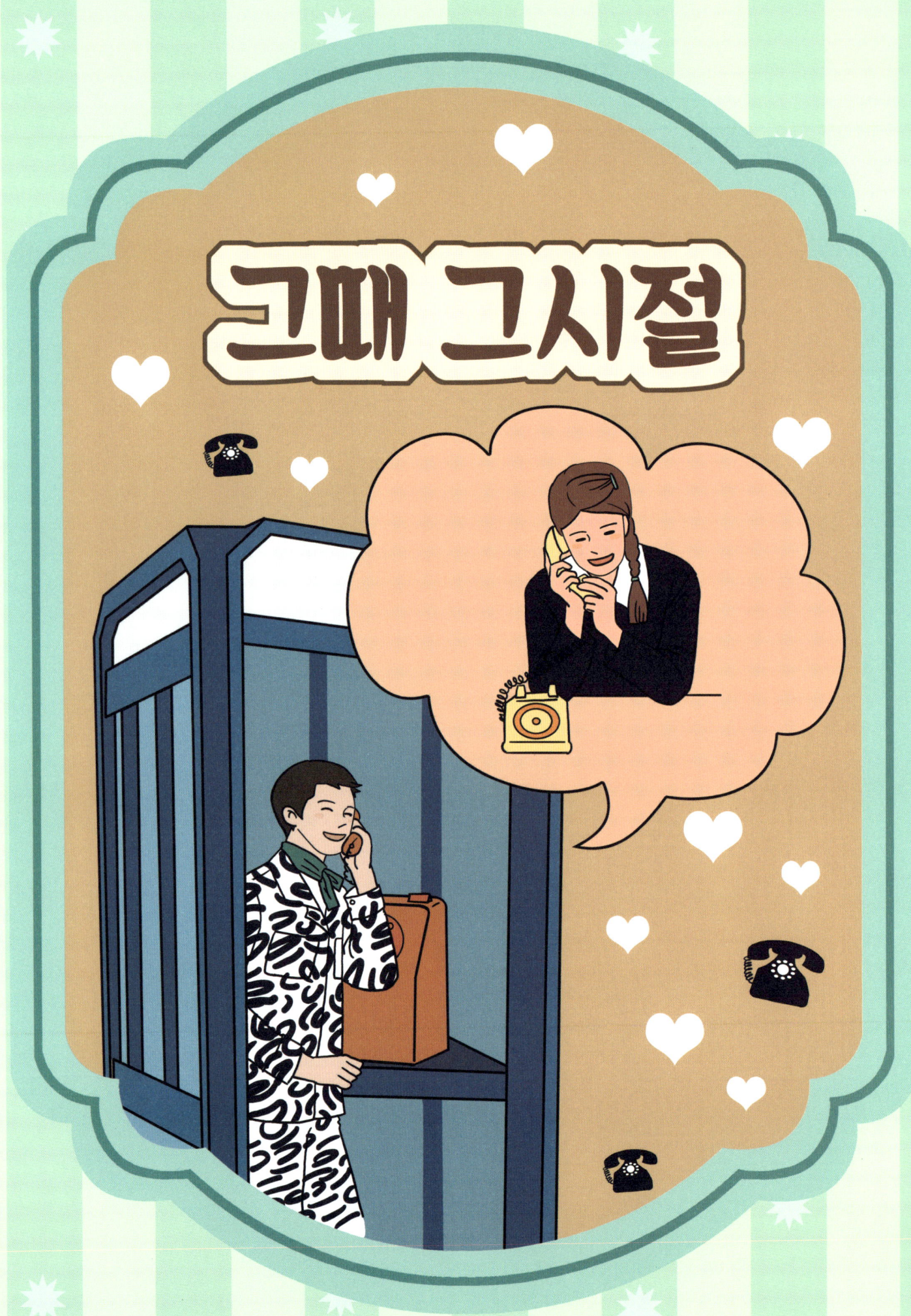

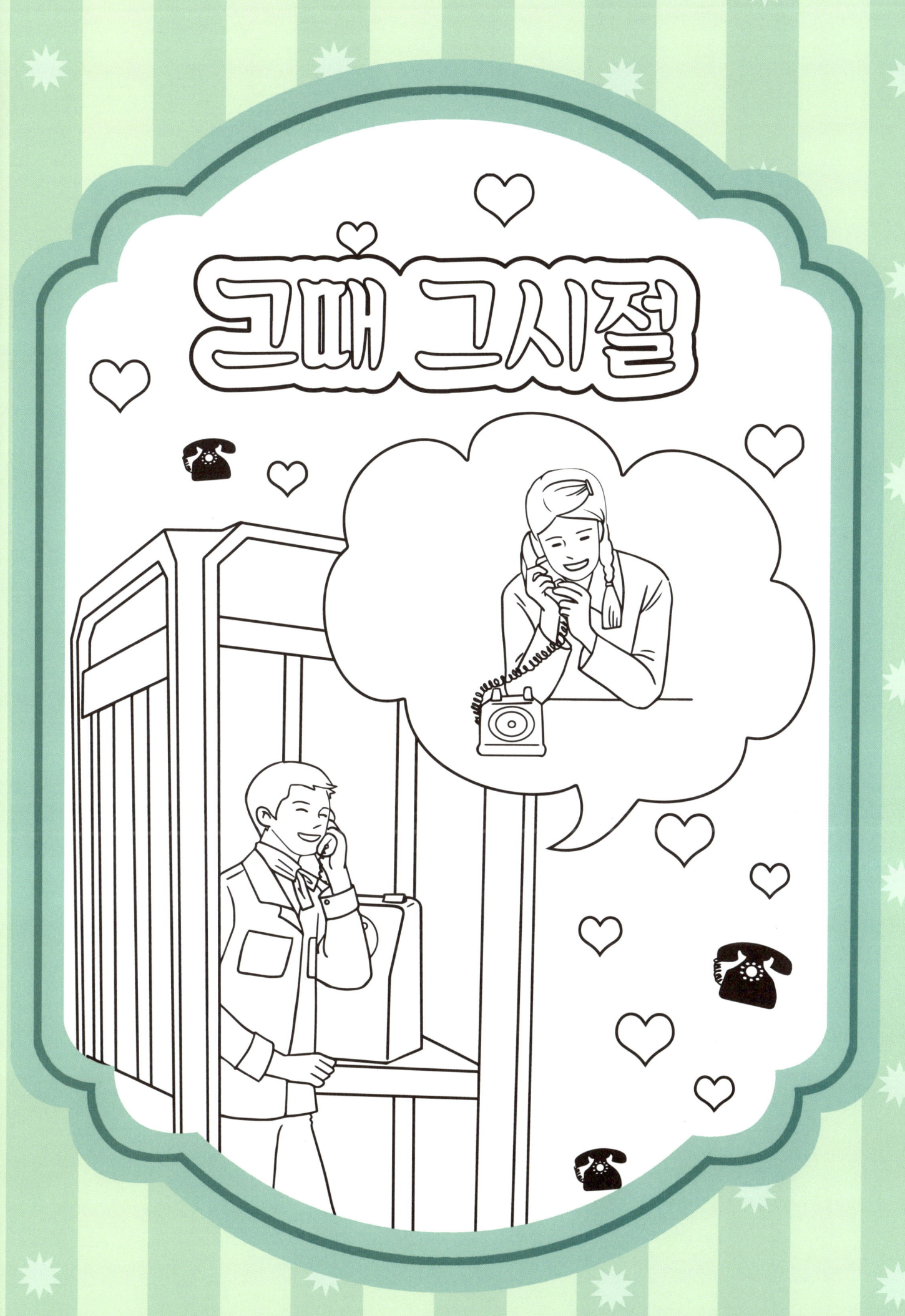

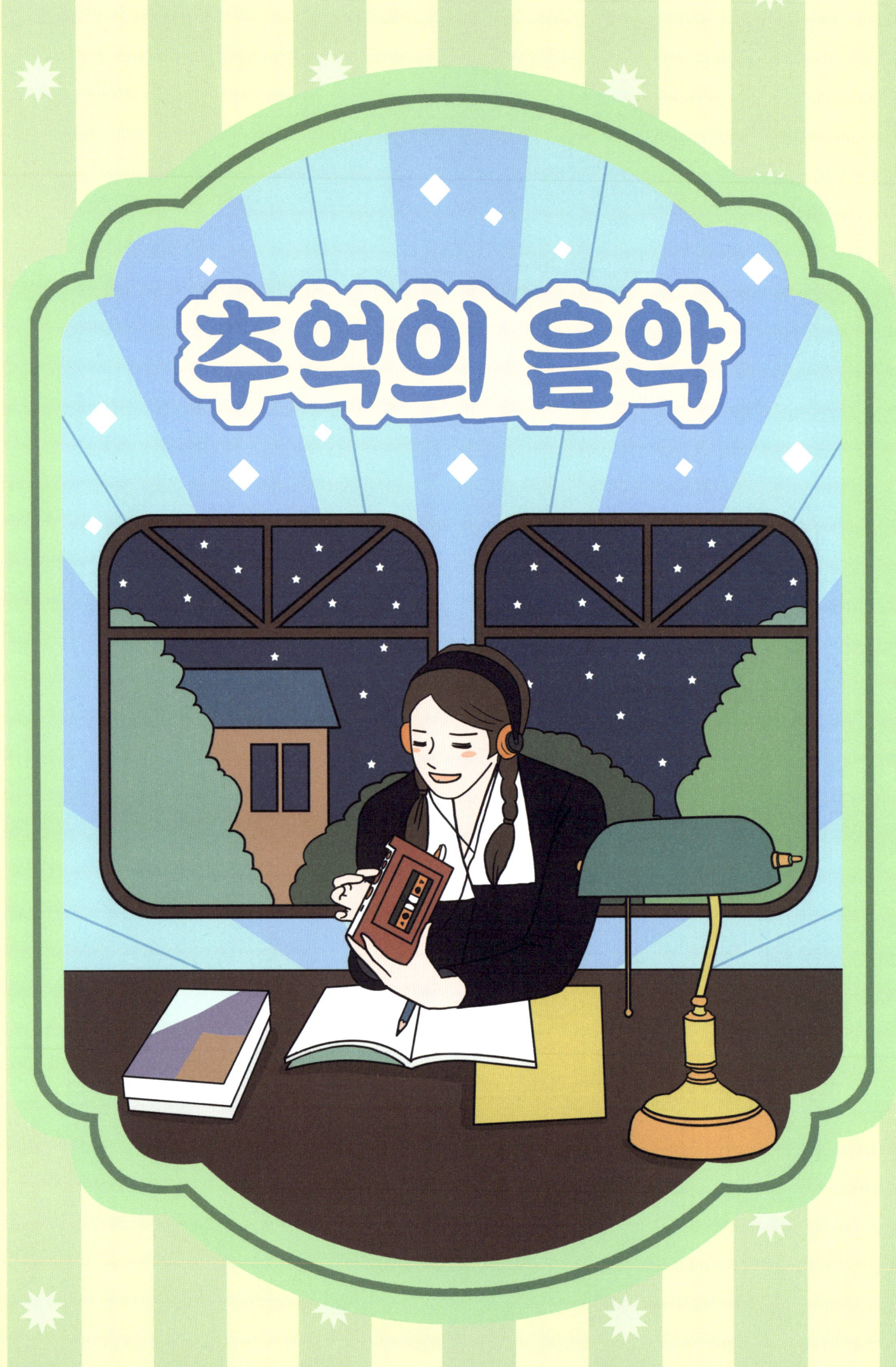

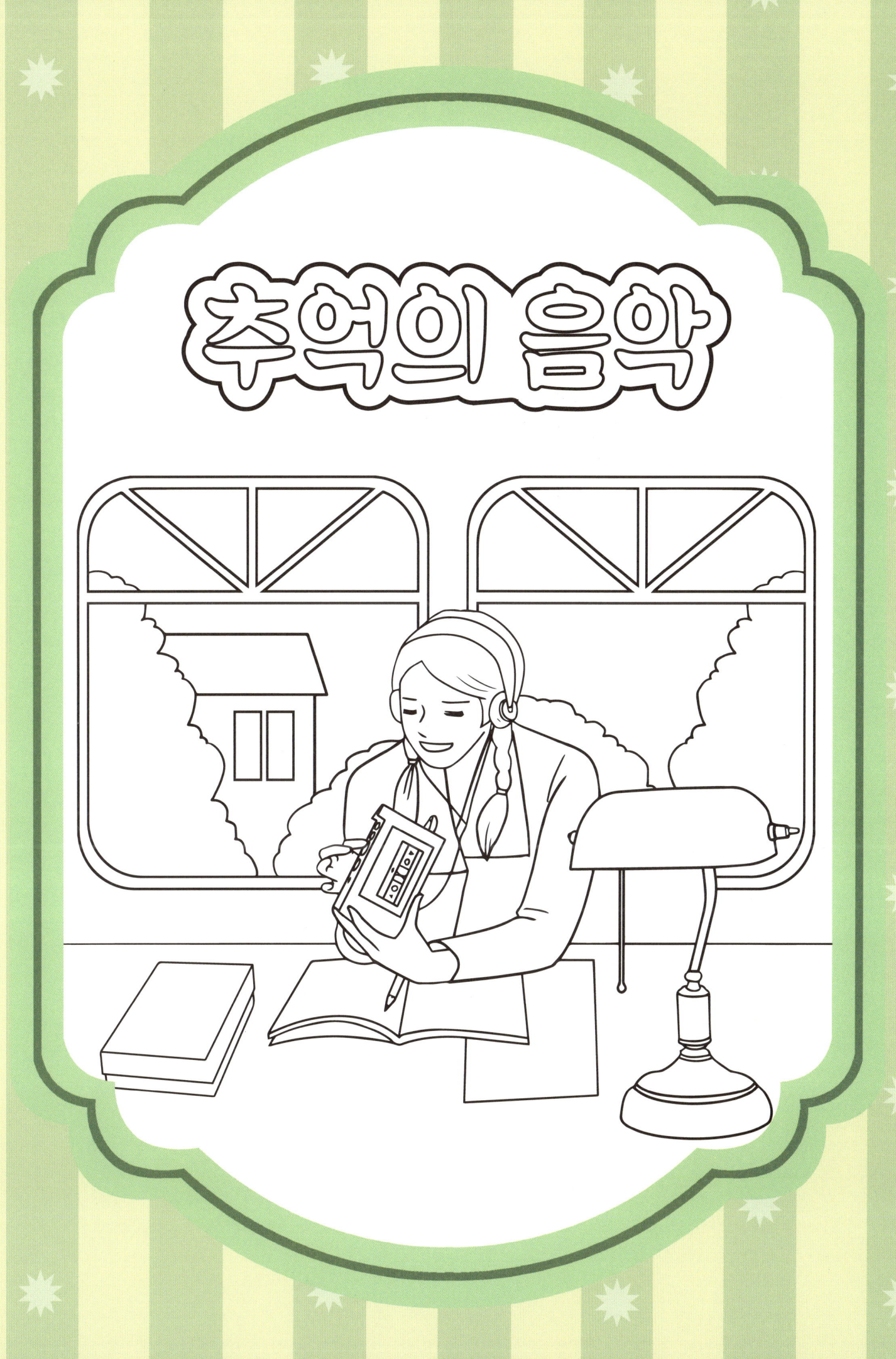

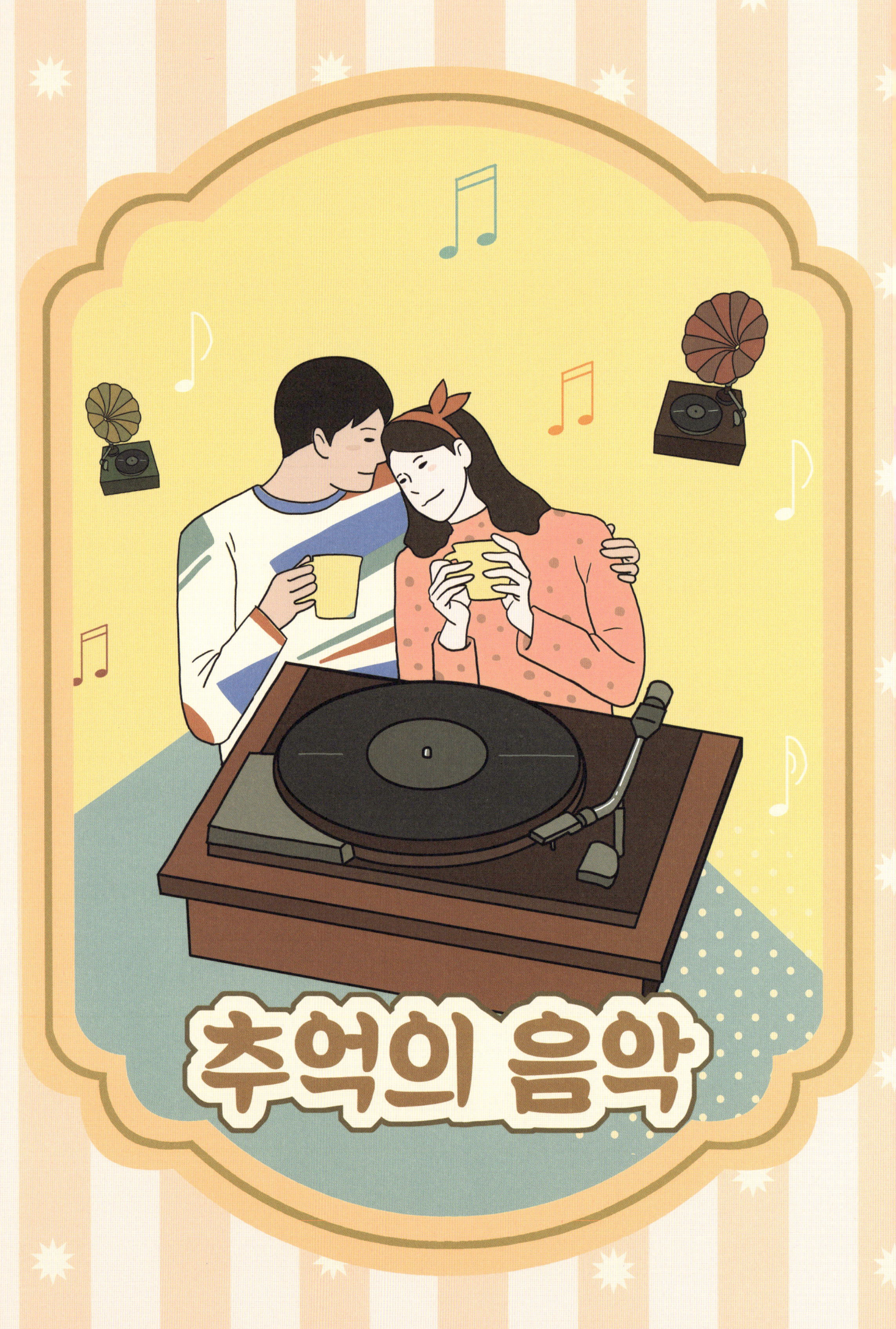

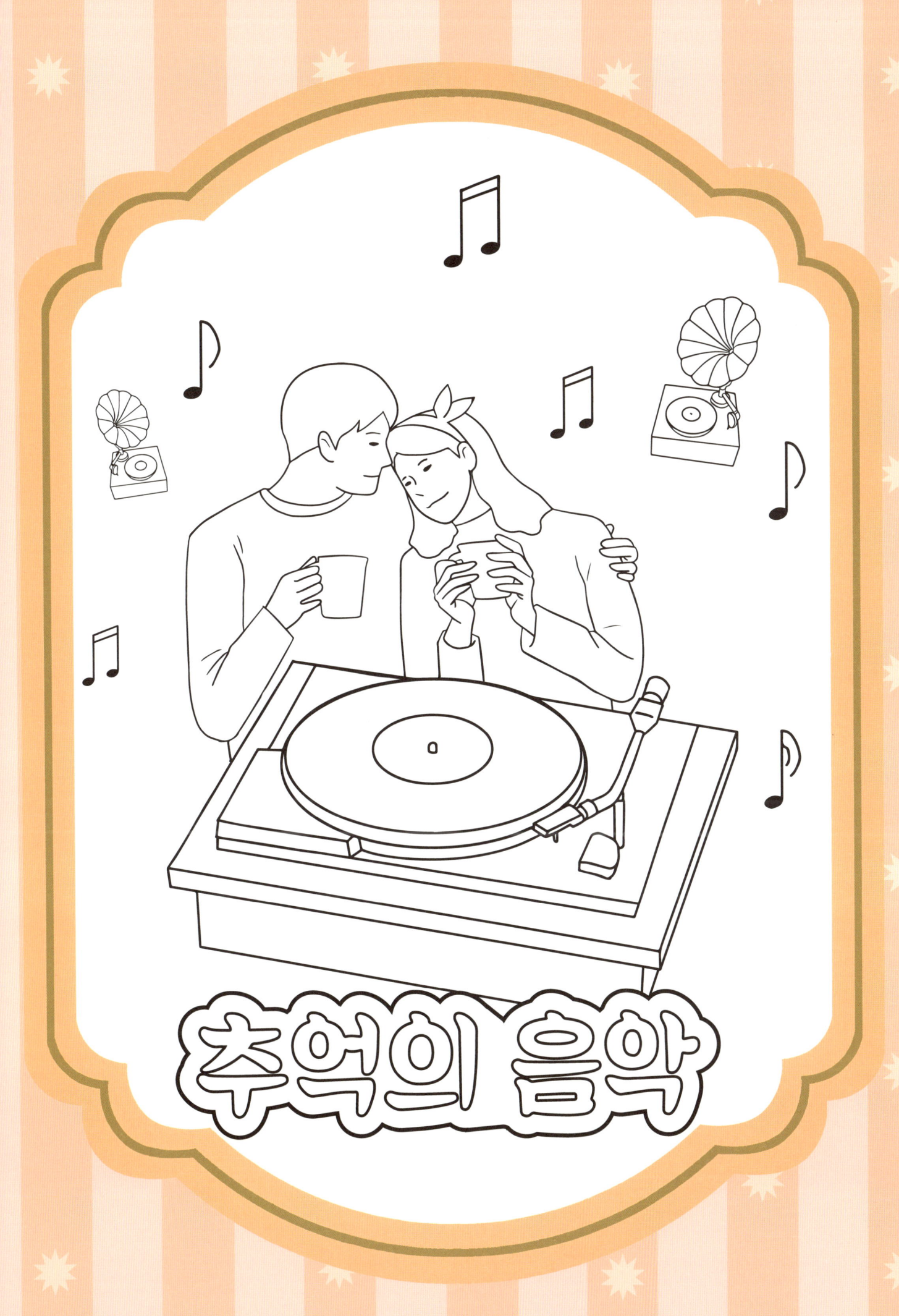

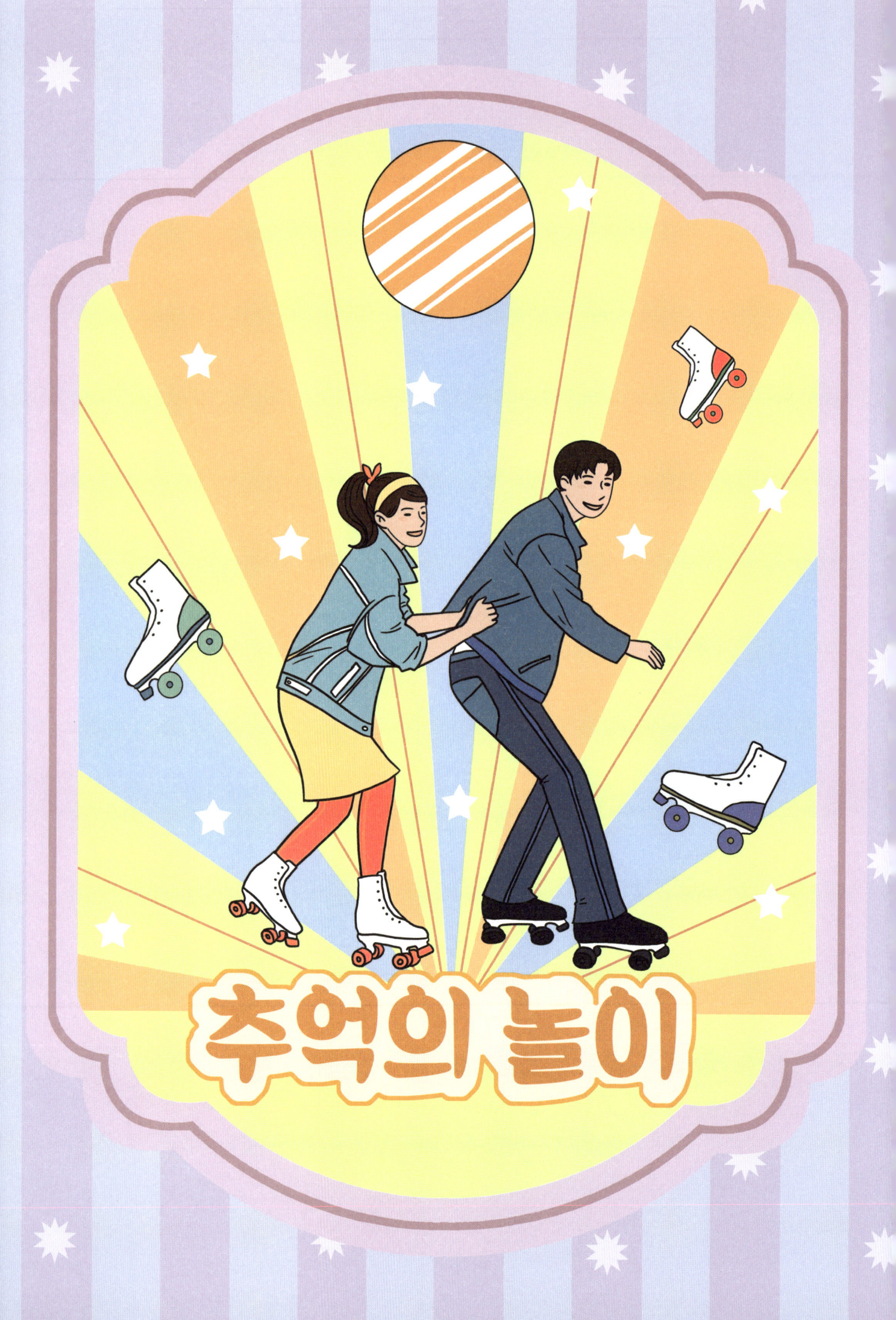

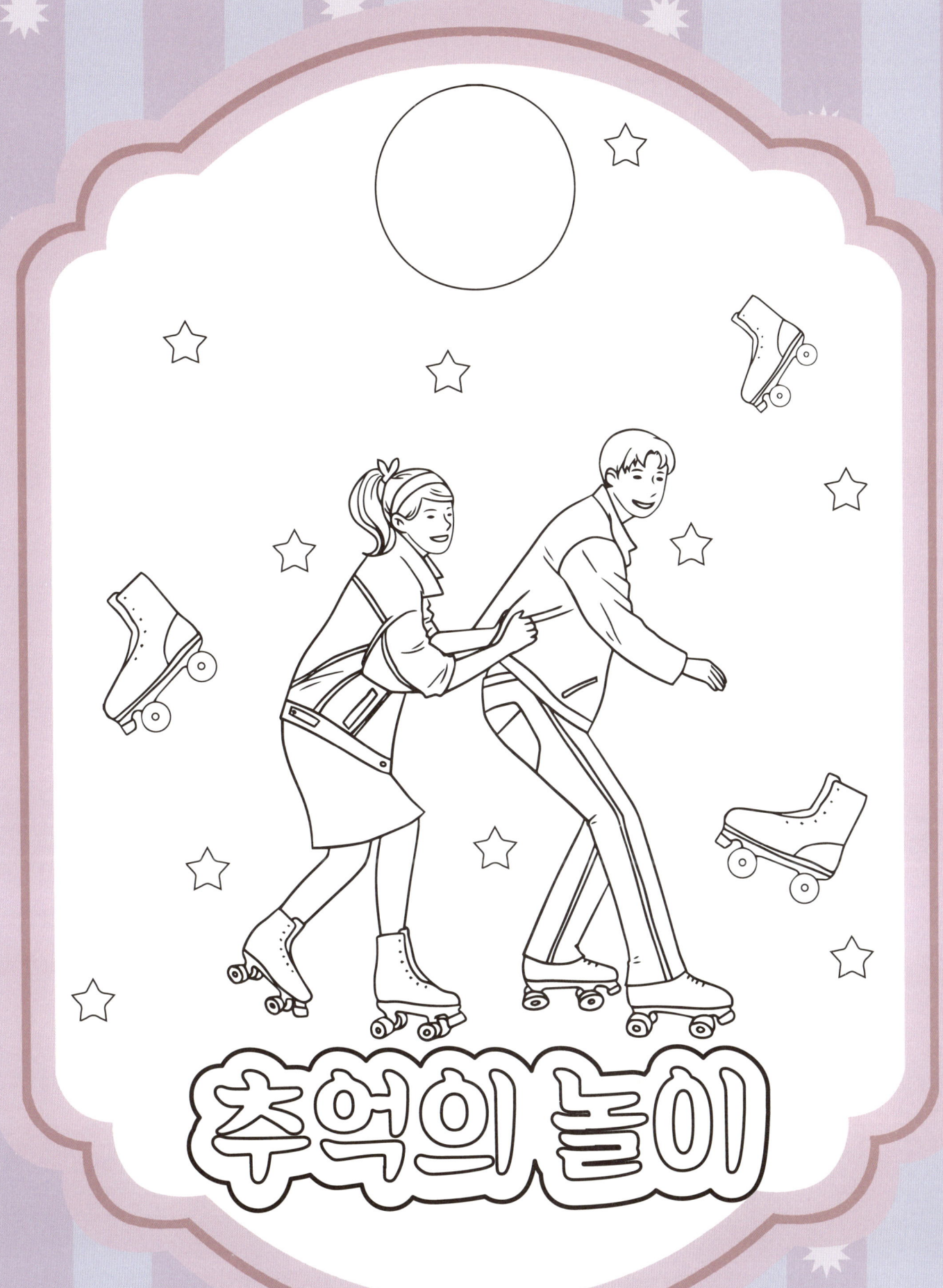

좋은 책을 만드는 길, 독자님과 함께 하겠습니다.

시니어를 위한 하하하 04 퍼즐&색칠북 학창시절편

초 판 발 행	2023년 8월 30일(인쇄 2023년 6월 21일)
발 행 인	박영일
책 임 편 집	이해욱
편 저	SD사회복지연구소
편 집 진 행	노윤재 · 김호은
표지디자인	박수영
편집디자인	조은아 · 박서희
발 행 처	(주)시대고시기획
출 판 등 록	제 10-1521호
주 소	서울시 마포구 큰우물로 75 [도화동 538 성지 B/D] 9F
전 화	1600-3600
팩 스	02-701-8823
홈 페 이 지	www.sdedu.co.kr
I S B N	979-11-383-5356-4
정 가	9,000원

※ 이 책은 저작권법의 보호를 받는 저작물이므로 동영상 제작 및 무단전재와 배포를 금합니다.
※ 잘못된 책은 구입하신 서점에서 바꾸어 드립니다.

시니어 취미 활동북 시리즈

시니어를 위한 하하하
하루에 하나씩 하자!

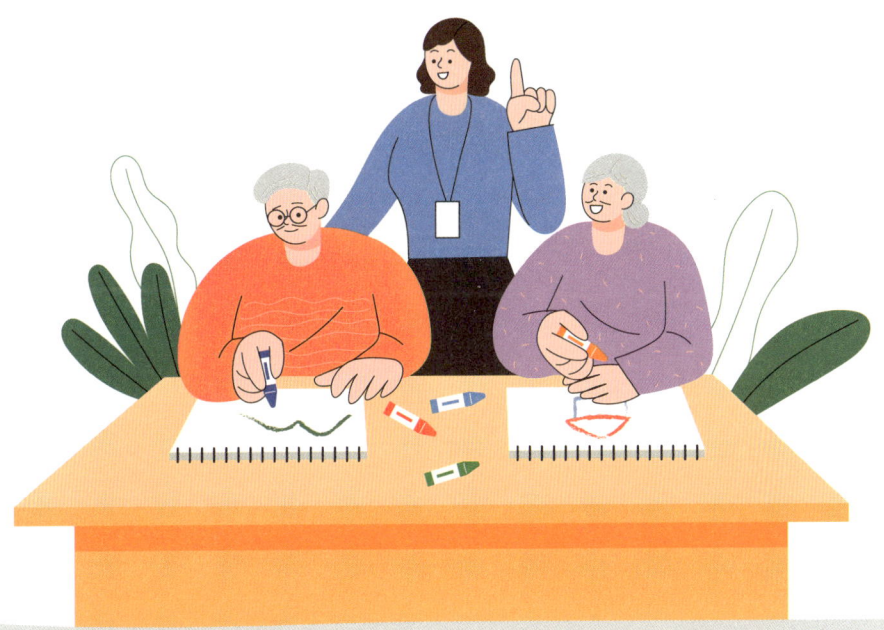

뇌 신경세포 자극으로 인지기능 향상과 치매 예방!

퍼즐, 색칠 등 다양한 두뇌 자극 활동으로
인지기능을 향상하고 치매를 예방할 수 있어요!

☆ 인지기능 향상
- 사고 속도 향상
- 단기 기억력 향상
- 주의력, 집중력 향상

☆ 삶의 만족도 향상
- 수면의 질 향상
- 스트레스 해소 및 기분 관리
- 손가락 운동으로 소근육 단련

시니어를 위한 하하하 시리즈 도서
하나씩 하루에 하 하자!

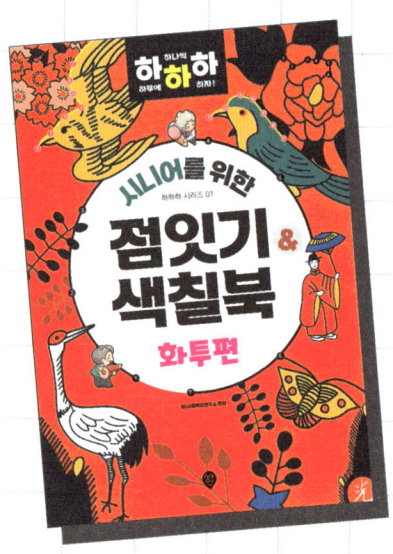

01 점잇기&색칠북 화투편
- 시니어에게 익숙한 화투 그림!
- 숫자를 세고 점을 이으면 인지기능과 집중력이 향상!
- 펜만 있으면 할 수 있는 쉽고 간단한 취미생활!
- 잘 보이는 큰 글자와 깔끔한 그림!

02 퍼즐&색칠북 어린시절편
- 어린시절 추억을 회상하게 하는 그림!
- 가위로 자르고 퍼즐을 맞추면 완성!
- 인지기능과 집중력을 향상할 수 있는 활동!
- 색칠하기와 가위질로 소근육 단련!

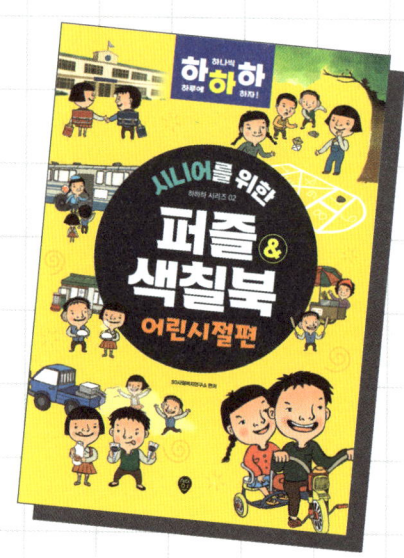

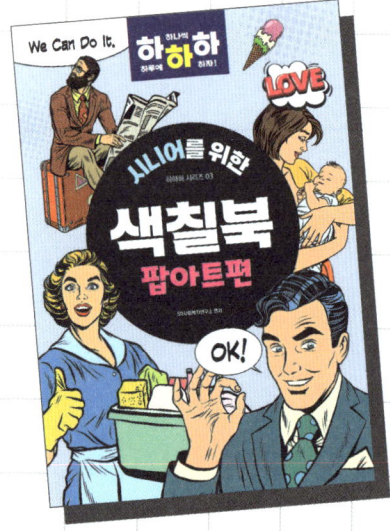

03 색칠북 팝아트편
- 시선을 사로잡는 유쾌한 팝아트 그림!
- 어디서나 할 수 있는 간단한 취미생활!
- 스트레스를 해소해 주는 즐거운 활동!
- 색칠하기 쉬운 그림과 원본 크기의 견본 그림 수록!